高等医药院校系列教材

# 人体机能学实验教程

主　编　马　琪　王红梅
主　审　张建龙
副主编　夏艳萍　蒋　萍
编　委　(以姓氏笔画为序)
马　琪　王红梅
冉新建　孙　湛　李士勇
阿斯海提　武贵臻　贺　捷
夏艳萍　蒋　萍



科学出版社
北　京

## 内 容 简 介

本书是与为深化医学教育改革，适应医学模式转变而编写的《人体机能学》相配套的实验教程。我们按照人体机能学课程的教学大纲和教学内容对实验的基本要求编写了本实验教程。内容涵盖了生理学、生物化学和病理生理学的基本实验，并包括实验的基本要求、基本知识和基本技能。突出了素质教育和能力培养，具有规范性、科学性、先进性、综合性和实用性。在使用中可根据具体条件和情况灵活掌握和应用。

本书适用于医学院校临床、预防、基础、口腔、麻醉、影像、药学、检验、护理、中西医结合等专业使用，也可用于社区医学和全科医学等专业。

**图书在版编目(CIP)数据**

人体机能学实验教程/马琪，王红梅主编.—北京：科学出版社，2006.8

ISBN 978-7-03-017920-3

Ⅰ.人… Ⅱ.①马…②王… Ⅲ.人体-机能(生物)-实验-医学院校-教学参考资料 Ⅳ.R33-33

中国版本图书馆CIP数据核字(2006)第100875号

责任编辑：裴中惠 李国红／责任校对：张小霞

责任印制：赵 博／封面设计：黄 超



科学出版社出版

北京东黄城根北街16号

邮政编码：100717

http://www.sciencep.com

天津市新科印刷有限公司印刷

科学出版社发行 各地新华书店经销

*

2006年8月第 一 版 开本：B5(720×1000)

2025年1月第十六次印刷 印张：9 1/4

字数：179 000

**定价：35.00元**

如有印装质量问题，我社负责调换

# 前　　言

人体机能学是为了适应当前医学教育教学改革和全面提高学生素质的需要，解决课程内容日益增加和课时逐渐减少的矛盾，减轻学生学习负担，进行课程重组而设立的一门课程。

人体机能学是研究人体的各种功能活动及其机制的一门科学，它是综合了生理学、生物化学和病理生理学的基本内容的一门基础医学主干课程。人体的功能十分复杂，在研究人体的生命活动规律及其机制时，必然要从不同的角度、不同的水平来探讨。因此，人体机能学的研究内容包括了细胞、器官、系统不同水平及人体整体所表现的各种生命现象、活动规律以及各部分之间的相互关系；内在的生物化学反应；人体与环境之间的相互作用、疾病状态下的病理生理功能变化及其机制。根据目前为适应教学改革与学科调整新制定的教学计划、执业医师资格考试大纲和人体机能学教材制定了人体机能学教学大纲的实验部分。大纲规定了每个实验的具体要求。学生重点掌握实验的目的、原理、步骤、技能、实验结果的分析，熟悉实验结果的记录和实验报告的书写。

编　者

2006 年 3 月

# 目　录


第一章　总论 ………………………………………………………………（1）
第一节　人体机能学实验概述 ……………………………………………（1）
第二节　人体机能学实验的目的要求 ……………………………………（1）
第三节　实验报告的书写 …………………………………………………（2）
第四节　实验室守则 ………………………………………………………（3）
第二章　基础知识 …………………………………………………………（4）
第一节　人体机能学常用实验动物介绍 …………………………………（4）
第二节　动物实验基本操作技术 …………………………………………（10）
第三节　常用手术器械及用途 ……………………………………………（18）
第四节　急性动物实验常用的手术部位及手术方法 ……………………（21）
第五节　生物化学实验基本操作技术 ……………………………………（24）
第六节　常用生理溶液、实验药品及生化试剂的配置 …………………（28）
第七节　常用实验仪器的原理与使用 ……………………………………（37）
第三章　人体实验 …………………………………………………………（60）
实验一　人体体表心电图记录 ……………………………………………（60）
实验二　人体动脉脉搏图和体表心电图记录 ……………………………（62）
实验三　人体心脏听诊 ……………………………………………………（64）
实验四　人体动脉血压测定 ………………………………………………（66）
实验五　人体 ABO 血型的测定 …………………………………………（69）
实验六　出血时间和凝血时间的测定 ……………………………………（71）
实验七　人体肺通气功能的测定 …………………………………………（72）
第四章　动物基础实验 ……………………………………………………（75）
实验一　坐骨神经-腓肠肌标本的制备 ……………………………………（75）
实验二　刺激强度、刺激频率与骨骼肌收缩的关系 ……………………（78）
实验三　神经干动作电位的引导及其传导速度的测定 …………………（80）
实验四　神经干兴奋不应期的测定 ………………………………………（83）
实验五　蛙心起搏点观察 …………………………………………………（84）
实验六　期前收缩与代偿间歇 ……………………………………………（86）
实验七　心血管活动的调节 ………………………………………………（88）
实验八　离体小肠平滑肌运动的观察 ……………………………………（91）
实验九　影响尿生成的因素 ………………………………………………（93）
实验十　大脑皮质运动区功能定位 ………………………………………（94）

实验十一 去大脑僵直 …………………………………………… (97)
实验十二 反射弧的分析与脊髓反射的观察 ………………………… (99)
**第五章 综合实验** …………………………………………… (102)
实验一 急性肺水肿及治疗…………………………………… (102)
实验二 急性高钾血症模型复制及抢救……………………………… (104)
实验三 休克模型复制及其挽救…………………………………… (106)
实验四 急性右心衰竭模型的复制及治疗…………………………… (109)
实验五 离子和药物等对离体蛙心节律活动的影响………………… (111)
实验六 呼吸运动的调节与实验性急性呼吸衰竭模型复制………… (114)
实验七 急性肾功能衰竭的病理生理变化观察及治疗……………… (120)
实验八 肝性脑病模型复制及挽救治疗…………………………… (122)
**第六章 生物化学实验** ………………………………………… (124)
实验一 硫酸铜标准曲线的制作及未知浓度硫酸铜溶液铜含量测定 …… (124)
实验二 pH 对唾液淀粉酶活性的影响 ……………………………… (126)
实验三 激动剂和抑制剂对唾液淀粉酶活性的影响 ………………… (128)
实验四 肾上腺素、胰岛素对血糖水平的影响 ……………………… (129)
实验五 血糖含量的测定(Folin-吴氏法) ………………………… (130)
实验六 血清 γ 球蛋白的分离纯化与鉴定 ………………………… (132)
实验七 血清尿素氮测定(二乙酰-肟法) ………………………… (138)
实验八 血清肌酐测定(碱性苦味酸盐法) ………………………… (140)

# 第一章　总　论

## 第一节　人体机能学实验概述

人体机能学实验是为适应现代高等院校教学改革和提高素质教育的需要，把生理学、生物化学和病理生理学三门学科的实验有机融合为一门新型的独立的实验性课程，是基础医学实验课程体系改革的重要内容和医学生必修的基础课程之一。人体机能学实验克服了传统学科实验分散、重复开设、综合效果较差、实验资源浪费等缺点，重新组建了“机能学实验室”，并配有专职的高素质的实验教师和实验技术人员，实现了设备资源共享。通过人体机能学实验，学生不仅能掌握一些基本的实验操作技术和学习正确使用仪器的方法，还能使他们通过对各种动物疾病模型的复制，功能及代谢指标变化的观察、分析，以及药物救治等，将生理学、生物化学、病理生理学等知识融会贯通，更接近于临床实际，达到全面培养学生自学能力、独立思考能力和科学思维的能力的目的。

## 第二节　人体机能学实验的目的要求

### 一、人体机能学实验的目的

人体机能学是研究人体的各种功能活动及其原理的一门科学，它包括生理学研究的人体正常活动规律、生物化学研究的机体内在生物化学反应及病理生理学研究疾病情况下的机能和代谢变化规律等。采用人体机能学实验的技术和技能，一方面验证已知理论，更重要的是探索未知规律，认识人体正常生理功能、机体正常代谢、探讨疾病发生的病因和机制，预防和治疗疾病的发生发展。人体机能学实验的主要目的是通过了解人体机能学实验的性质、任务、内容、研究与发展，加强学生对人体机能学实验基本知识的认识；掌握人体机能学实验的实验方法和基本技能：如常用仪器设备的原理和应用，常用动物的选择，动物实验的基本技术和方法，常用溶液的配制与换算，实验资料的收集、整理，实验设计方法及实验报告的撰写；培养学生基本科研素质，即严肃的科学态度、严谨的科学作风、严密的科学思维及分析问题和解决问题的能力。

## 二、人体机能学实验的要求

1. 实验前

(1) 认真阅读实验指导,充分了解本次实验的目的、实验步骤、实验项目和操作注意事项。

(2) 结合实验内容复习有关理论,以明确相关实验的设计目的、实验原理以及正确的实验结果。

2. 实验时

(1) 实验器材的放置力求整齐、稳妥、有条不紊。

(2) 保持实验室安静,不得进行与实验无关的活动。

(3) 注意保护实验动物和标本,使其始终处于良好的机能状态。按照操作规程正确使用仪器和手术器械。爱护公物,注意节约实验器材、试剂和药品。注意安全,严防触电、火灾、被动物咬伤、酸碱灼伤及中毒事故的发生。

(4) 按照实验步骤,严肃认真地循序进行。实验小组各成员合理分工并密切合作,注意培养自己的动手能力与独立解决实验过程中所出现问题的能力。

(5) 仔细、耐心观察实验现象,及时、客观、准确地记录实验结果,必要时加以文字描述,不可单凭记忆,以免发生错误或遗漏。在实验过程中,实验条件始终保持一致,如有变动,应加以文字说明。

(6) 讨论时要积极发言,语言简练,观点明确,言之有据,言之有理。

3. 实验后

(1) 整理实验器材、器皿,洗净擦干。器材药品等均应妥善安放。

(2) 正确关闭所使用的仪器、设备的电源开关。

(3) 将实验后存活的动物、动物尸体及其他废弃物品等均应放到指定的处所。

(4) 做好实验室清洁卫生工作。

(5) 整理实验结果,分析讨论,写出实验报告,按时交给指导教师评阅。

# 第三节　实验报告的书写

实验报告是学生完成实验操作后,对某项实验的目的、原理、方法、结果如实记录并进行整理写出的书面总结。实验报告的书写是一项重要的基本技能训练,有利于培养学生独立思考、综合分析问题及文字表达的能力,是实验课中的一项重要组成部分。实验报告要充分体现实验内容的科学性(各种概念、数据的使用必须准确无误)、创造性(对原有认识的新见解、新发现或对原有方法的改进或新发明)和实用性。每次实验结束后应按照实验的具体要求，认真写出实验报告。写报告时注意文字简练、通顺，书写清楚、整洁，正确使用标点符号。具体项目如下：

1. 一般项目　姓名、班级、组别、日期等，实验序号与题目。

2. 实验目的、原理　要求尽可能简要说明。

3. 实验方法　一般不必详尽描述，如临时改变实验仪器与方法，或因操作技术影响观察的可靠性时，应做简要说明。

4. 实验结果　是实验的最重要部分。应将实验过程中所观察的现象真实、详细地记录、描述。对于实验结果的表述，可用简练的文字描述结果产生的时间关系；同时也可用表格，使实验结果突出、清晰，便于相互比较；还可用各种曲线图，使其形象生动，一目了然。

5. 讨论　实验结果的讨论是根据已知的理论知识对结果进行解释和分析，是做出结论前的逻辑论证。讨论时还要指出实验结果的意义。因为教学实验均为人们反复研究和重复过的，故应该能出现预期的结果。如果出现了非预期的结果，应该考虑和分析其原因。

6. 结论　实验结论是从实验结果中归纳出的一般的概括性判断，也就是这一实验所能验证的概念、原则或理论的简要总结。

## 第四节　实验室守则

1. 遵守学校纪律，准时到达实验室并穿好实验工作服，衣帽整齐，否则不能进入实验室。

2. 实验时，应严肃认真，不得进行任何与实验无关的活动，保持实验室安静。

3. 参加实验者应在熟悉仪器和设备的性能及操作要求后，方能动手使用。如遇仪器和设备故障或损坏，应立即报告实验指导老师，以便及时维修或更换，不可擅自拆修或调换。实验所用的动物按组分发，如需补充，需经老师同意方能补领。损坏物品应根据情节由损坏者做一定的补偿。

4. 各实验小组的实验仪器和器材各自保管使用，不得随意与他组调换挪用。如需补发或增添，应向指导老师提出，经同意后方能补领。每次实验后应清点实验器材用品，如数交还。

5. 爱惜公共财物，爱护实验动物，注意节约各种实验器材和实验用品。

6. 保持实验室清洁整齐，除实验指导与相应的实验教材及原始实验记录外，其他物品不要带进实验室。实验完毕后，应将实验器材、用品和实验桌凳收拾干净。实验动物的尸体以及废物应放到指定的地点，不得随意乱丢。

7. 实验室的清洁卫生由各实验小组轮流负责。实验后一定要注意关好水、电、门窗等，经指导老师检查后，方可离开实验室。

# 第二章 基础知识

## 第一节 人体机能学常用实验动物介绍

### 一、常用实验动物的种类及特点

1. 青蛙和蟾蜍　青蛙与蟾蜍均属于两栖纲，无尾目。是实验教学中常用的小动物。其坐骨神经-腓肠肌标本可用来观察各种刺激或药物对周围神经、横纹肌或神经肌肉接头的作用。它们的离体心脏在适宜的环境中能较持久地、有节律地搏动，常用于研究药物对心脏的作用。蛙舌与肠系膜是观察炎症反应和微循环的良好标本。此外，蛙类还能用于水肿和肾功能不全实验。临床检验中，还可用雄蛙做妊娠试验。

2. 小鼠　属哺乳纲，啮齿目，鼠科。是医学实验中用途最广泛和最常用的动物。因其繁殖周期短，繁殖量大，生长快，温顺易捉，操作方便，又能复制出多种病理模型，适用于需要大量动物的实验。如药物的筛选、半数致死量或半数有效量的测定等。也适用于避孕药、缺氧、抗肿瘤药等方面的研究。但不同品系的小鼠对同一刺激的反应性差异较大。

3. 大鼠　属哺乳纲，啮齿目，鼠科。性情不如小鼠温顺，受惊时表现凶恶，易咬人。雄性大鼠间常因发生斗殴而咬伤。但具有小鼠的其他优点且用途广泛，可用于胃酸分泌、胃排空、水肿、炎症、休克、心功能不全、黄疸、肾功能不全等方面的研究。观察药物的抗炎作用时，常利用大鼠的踝关节进行实验。大鼠缺少胆囊，可做胆管插管收集胆汁。它还可进行高级神经活动和肾上腺、垂体、卵巢等内分泌以及能量代谢实验。与小鼠相似，大鼠的实验动物模型较稳定，一些在小鼠身上不便进行的实验可选用大鼠。

4. 家兔　属哺乳纲，啮齿目，兔科。家兔品种很多，常用的有：①青紫蓝兔：体质强壮，适应性强，易于饲养，生长较快；②中国本地兔（白家兔）：抵抗力不如青紫蓝兔；③新西兰白兔：是近年来引进的大型优良品种，成熟兔体重在4～5.5kg；④大耳白兔：耳朵长而大，血管清晰，皮肤白色，但抵抗力较差。

兔耳血管丰富，耳缘静脉表浅，易暴露，常用于止血药物的研究及药物注射的良好选择部位。其主动脉弓神经在颈部自成一束称为减压神经（或缓冲神经），便于研究减压神经与心血管活动的关系。家兔性情温顺，便于灌胃和取血，是人体机能学教学实验中最常用的动物之一。可用于血压、呼吸、尿生成等多种实验,还可用于代谢障碍、酸碱平衡紊乱、水肿、炎症、缺氧、发热、弥散性血管内凝血、休克、心功能不全等方面的研究。由于兔体温变化较敏感,也常用于体温实验及热原检查。

5. 豚鼠　又称荷兰猪,属哺乳纲,啮齿目,豚鼠科。性情温和,对组胺敏感,并易于致敏,常选用于抗过敏药如平喘药和抗组胺药的实验。又因它对结核菌敏感,故也常用于抗结核病药的治疗研究。也常用于离体心脏实验和钾代谢障碍、酸碱平衡紊乱的研究。另外,豚鼠的前庭器官及听觉器官较为发达,乳突部骨质较薄,常用于耳迷路破坏实验及微音器效应观察。

6. 猫　属哺乳纲,食肉目,猫科。猫的血压比兔的稳定,观察血压反应比兔好。猫也用于心血管药和镇咳药的实验。猫的神经系统较发达,与人很相似,可用于去皮质僵直、姿势反射等实验。

7. 犬　属哺乳纲,食肉目,犬科。犬的嗅觉比人灵敏,对外环境适应力强,血液、循环、消化和神经系统均很发达,与人类较接近,易驯养,经过训练能很好地配合实验。适用于许多急、慢性实验,尤其是慢性实验,是最常用的大动物。但由于价格较昂贵,故常用于血压、酸碱平衡、弥散性血管内凝血、休克等大实验,在教学实验中不如一些中小动物常用。

## 二、常用实验动物的正常生理指标(表 2-1-1~表 2-1-6)

**表 2-1-1　常用实验动物性别鉴定表**

| 动　物 | 雄　　性 | 雌　性 |
|---|---|---|
| 小鼠和大鼠 | 生殖器与肛门的距离较远,用手指轻捏外生殖器,可见阴茎凸出,天热时见下垂的阴囊 | 外生殖器与肛门距离较近,乳头明显 |
| 家兔 | 左手抓住颈部皮肤,右手拉住尾巴,将尾巴夹在中指与无名指之间,用拇指及食指将生殖器的皮毛扒开,可见阴茎露出 | 仅呈椭圆形间隙,有阴道 |
| 豚鼠 | 无尾,一手抓住颈部,另一手扒开靠生殖器的突起,可见阴茎露出 | 呈三角形间隙 |
| 青蛙与蟾蜍 | 用右手指捏住腰部将其提起时,前肢作环抱状,并鸣叫,前肢拇指与食指间趾蹼上有棕黑色小突起(即所谓婚痣) | 前肢呈伸直状不鸣叫,无婚痣 |

引自:施新猷. 2003. 比较医学. 西安:陕西科学技术出版社

**表 2-1-2　常用实验动物生殖和生理常数表**

| 指　标 | 小　鼠 | 大　鼠 | 豚　鼠 | 家　兔 | 猫 | 犬 |
|---|---|---|---|---|---|---|
| 适用体重(kg) | 0.018~0.025 | 0.12~0.20 | 0.2~0.5 | 1.5~2.5 | 2.0~3.0 | 5~15.0 |
| 寿命(年) | 1.5~2.0 | 2.0~3.5 | 6.0~8.0 | 4.0~9.0 | 8.0~10.0 | 10.0~15.0 |
| 性成熟年龄(月) | 1.2~1.7 | 2~8 | 4~6 | 5~6 | 6~8 | 8~10 |

续表

| 指　标 | 小　鼠 | 大　鼠 | 豚　鼠 | 家　兔 | 猫 | 犬 |
|---|---|---|---|---|---|---|
| 性周期(天) | 4~5 | 4~5 | 15~18 | 刺激排卵 | 春秋各一次 | 1~2个月和6~8个月 |
| 妊娠期(天) | 18~21(19) | 22~24(23) | 62~68(66) | 28~33(30) | 52~60(56) | 58~65 |
| 产仔数(只) | 4~15(10) | 8~15(10) | 1~6(4) | 4~10(7) | 3~6 | 4~10 |
| 哺乳期(周) | 3 | 3 | 3 | 4~6 | 4~6 | 4~6 |
| 平均体温(℃) | 37.4 | 38.0 | 39.0 | 39.0 | 38.5 | 38.5 |
| 呼吸(次/min) | 136~216 | 100~150 | 100~150 | 59~90 | 30~50 | 20~30 |
| 心率(次/min) | 400~600 | 250~400 | 180~250 | 150~220 | 120~180 | 100~200 |
| 血压(kPa) (mmHg)① | 12.7~16.7 (95~125) | 13.3~16.0 (100~120) | 10.0~12.0 (75~90) | 10.0~14.0 (75~105) | 10.0~17.3 (75~130) | 9.3~16.7 (25~70) |
| 血量(ml/100g体重) | 7.8 | 6.0 | 5.8 | 7.2 | 7.2 | 7.8 |
| 红细胞($10^{12}$/L) (百万/$mm^3$) | 7.7~12.5×$10^{12}$ (7.7~12.5) | 7.2~9.6×$10^{12}$ (7.2~9.6) | 4.5~7.0×$10^{12}$ (4.5~7.0) | 4.5~7.0×$10^{12}$ (4.5~7.0) | 6.5~9.5×$10^{12}$ (6.5~9.5) | 4.5~7.0×$10^{12}$ (6.5~7.0) |
| 血红蛋白 g/L (g%) | 100~190 (10.0~19.0) | 120~170 (12.0~17.0) | 110~165 (11.0~16.5) | 80~150 (8.0~15.0) | 70~155 (7.0~15.5) | 110~180 (11.0~18.0) |
| 血小板($10^9$/L) (万/$mm^3$) | 60~110×$10^9$ (60~110) | 50~100×$10^9$ (50~100) | 68~87×$10^9$ (68~87) | 38~52×$10^9$ (38~52) | 10~50×$10^9$ (10~50) | 10~60×$10^9$ (10~60) |
| 白细胞总数($10^9$/L)(千/$mm^3$) | 6.0~10.0×$10^9$ (6.0~10.0) | 6.0~15.0×$10^9$ (6.0~15.0) | 8.0~12.0×$10^9$ (8.0~12.0) | 7.0~11.3×$10^9$ (7.0~11.3) | 14.0~18.0×$10^9$ (14.0~18.0) | 9.0~13.0×$10^9$ (9.0~13.0) |
| 白细胞分类(%) | | | | | | |
| 中性粒细胞 | 0.12~0.44 (12~44) | 0.09~0.34 (9~34) | 0.22~0.5 (22~50) | 0.26~0.52 (26~52) | 0.44~0.82 (44~82) | 0.62~0.80 (62~80) |
| 酸性粒细胞 | 0~0.05 (0~5) | 0.01~0.06 (1~6) | 0.05~0.12 (5~12) | 0.01~0.04 (1~4) | 0.02~0.11 (2~11) | 0.02~0.24 (2~24) |
| 嗜碱粒细胞 | 0~0.01 (0~1) | 0~0.015 (0~1.5) | 0~0.02 (0~2) | 0.01~0.03 (1~3) | 0~0.005 (0~0.5) | 0~0.02 (0~2) |
| 淋巴细胞 | 0.54~0.85 (54~85) | 0.65~0.84 (65~84) | 0.36~0.64 (36~64) | 0.30~0.82 (30~82) | 0.15~0.44 (15~44) | 0.10~0.28 (10~28) |
| 大单核细胞 | 0~0.15 (0~15) | 0~0.05 (0~5) | 0.03~0.13 (3~13) | 0.01~0.04 (1~4) | 0.005~0.007 (0.5~0.7) | 0.03~0.09 (3~9) |

注:①1kPa=0.133mmHg

血压、红细胞、血红蛋白、血小板、白细胞总数和分类,它们的括号外数字为法定单位,括号内数字为旧制单位,全书表格同此,不再说明

引自:施新猷.2003. 比较医学. 西安:陕西科学技术出版社

**表 2-1-3　五种动物心电图间期均值范围表**

| 项　目 | | 猴 | 兔 | 豚　鼠 | 大　鼠 | 小　鼠 |
|---|---|---|---|---|---|---|
| P 波(s) | 均值 | 0.037±0.001 4 | 0.031 | 0.02 | 0.017 | 0.07±0.02 |
| | 范围 | — | — | 0.016~0.024 | 0.012~0.020 | — |
| P—R 间期(s) | 均值 | 0.078±0.002 | 0.068 | 0.063 | 0.048 | 0.12±0.02 |
| | 范围 | — | — | 0.060~0.070 | 0.040~0.054 | — |
| QRS 波(s) | 均值 | 0.037±0.001 4 | 0.042 | 0.013 | 0.013 | 0.06±0.012 |
| | 范围 | — | — | 0.012~0.014 | 0.010~0.016 | — |
| Q—T 间期(s) | | 0.200±0.006 | 0.140 | 0.013 | 0.013 | 0.06±0.012 |
| | | — | — | 0.012~0.014 | 0.010~0.016 | — |
| S—T 间期 | 均值 | — | — | 0.078 | — | — |
| | 范围 | — | — | 0.066~0.098 | — | — |
| T 波(s) | | 0.037±0.014 | 0.065 | 0.044 | 0.063 8±0.013 4 | 0.056 |
| | | — | — | 0.035~0.060 | 0.030~0.100 | — |
| 心率(次/min) | 均值 | 215±6 | 247 | 261 | 385±47 | — |
| | 范围 | 150~300 | 214~272 | 214~311 | 240~444 | — |

引自:施新猷.2003. 比较医学. 西安:陕西科学技术出版社

**表 2-1-4　动物的血液温度、pH、粘稠度、比重和体温值表**

| 动物 | 血液温度(℃) | pH 值 | 血液粘稠度 | 血液比重 | | | 体温直肠(℃) |
|---|---|---|---|---|---|---|---|
| | | | | 全血 | 血浆 | 血细胞 | |
| 猪 | — | — | 4.5(4.0~5.0) | 1.005~1.060 | — | — | 39.0(38.0~40.0) |
| 犬 | 38.6~39.6 | 7.4(7.31~7.48) | 4.6(3.8~5.5) | 1.059 | 1.029~1.034 | 1.090 | 38.5(37.5~39.7) |
| 猫 | 38.2~39.6 | 7.36~7.42 | 4.5(4.0~5.0) | 1.054 | 1.055 | — | 38.7(38~39.5) |
| 兔 | 39.4~39.6 | 7.35(7.21~7.57) | 4.0(3.5~4.5) | 1.050 | 1.029~1.034 | 1.090 | 39.7(38.5~39.7) |
| 绵羊 | 38.5① | 7.44(7.32~7.54) | 5.2(4.4~6.0) | 1.042 | — | — | 38.0~40.0 |
| 豚鼠 | 38.6 | 7.35(7.17~7.55) | — | 1.060 | 1.029~1.034 | 1.090 | 38.6(37.8~39.5) |
| 大鼠 | 38.2 | 7.37~7.54 | — | — | 1.029~1.034 | 1.090 | 39.0(38.5~39.5) |

续表

| 动物 | 血液温度(℃) | pH 值 | 血液粘稠度 | 血液比重 | | | 体温直肠(℃) |
|---|---|---|---|---|---|---|---|
| | | | | 全血 | 血浆 | 血细胞 | |
| 鸡 | 40~41.7 | 7.54(7.45~7.63) | 5.0(4.5~5.5) | 1.064 | 1.029~1.034 | 1.090 | 41.7(41.6~41.8) |
| 金地鼠 | 38.0 | 7.39(7.37~7.44) | — | — | 1.029~1.034 | 1.092② | 38.0(37.0~39.0)② |
| 罗猴 | 37.6~39.2 | — | — | — | — | — | — |
| 蟾蜍 | — | — | — | 1.040 | 1.029~1.034 | 1.090 | — |

注:①雌性,妊娠;②小鼠

引自:施新猷.2003. 比较医学. 西安:陕西科学技术出版社

**表 2-1-5 动物正常血压数值表**

| 动物 | 例数 | 麻醉情况 | 血压[kPa(括号内为平均值)] | |
|---|---|---|---|---|
| | | | 收缩压 | 舒张压 |
| 猴 | 16 | 不麻醉 | 21.9(18.25~25.06)<br>17.86(14.66~23.33) | 16.93(14.93~20.26)<br>10.13(8.66~12.66) |
| 绵羊 | 4 | 不麻醉 | 13.7 | 11.33 |
| | 13 | 局部麻醉 | 15.2(12.0~18.66) | 15.2(12.0~18.66) |
| 猪 | — | 不麻醉 | 22.53(19.20~24.66) | 14.4(13.06~16.0) |
| 犬 | 13 | 不麻醉① | 14.93(12.66~18.13) | 7.46(5.7~8.80) |
| | 22 | 戊巴比妥纳 | 19.86(14.40~25.19)② | 13.33(10.0~16.26) |
| | — | 安静、清醒 | 15.13(11.7~18.93) | 9.33(4.67~11.33) |
| 猫 | 191(雄) | 乌拉坦或爱戴尔 | 17.20(8.93~28.80) | 17.20(8.93~28.80) |
| | 208(雌) | 乌拉坦或爱戴尔 | 16.13(8.26~26.66) | 16.13(8.26~26.66) |
| 兔 | 32 | 不麻醉 | 14.66(12.66~17.33) | 10.66(8.0~12.0) |
| 豚鼠 | 8 | 戊巴比妥纳、乙醚 | 10.26(3.73~18.66) | 6.27(2.13~12.0) |
| 大鼠 | 124 | 戊巴比妥钠 | 17.20(11.73~24.53) | 12.3(7.73~19.33) |
| | 100 | 不麻醉 | 13.06(10.93~16.0) | 同上 |
| 小鼠 | 9 | 乌拉坦或乙醚 | 15.06(12.66~16.66) | 10.8(8.9~12.0) |
| | 19 | 不麻醉 | 14.8(12.06~18.4) | — |

注:①胸部听诊测得;②用变应仪测股动脉为 17.86(13.33~23.33);③动脉插管用变应仪所测,熟睡时为 11.33,深睡时为 14

引自:施新猷.2003. 比较医学. 西安:陕西科学技术出版社

表 2-1-6　常用动物各种脏器重量表

| 动物 | 性别 | 平均体重(g) | 肝(g) | 脾(g) | 肾(g) | 心(g) | 肺(g) | 脑(g) | 甲状腺(g) | 肾上腺(g) | 脑垂体(g) | 眼球(g) | 睾丸(g) | 胰(g) | 胸腺(g) |
|---|---|---|---|---|---|---|---|---|---|---|---|---|---|---|---|
| 小鼠 | 雄 | 29 | 1.502 | 0.11 | 0.655 | 0.145 | 0.215 | 0.412 | 0.0029 | 0.0049 | 0.0021 | — | 0.173 | — | 0.0464 |
|  | 雌 |  | 1.61 | 0.14 | 0.42 | 0.139 | 0.342 | — | — | — | — | — | — | — | — |
| 豚鼠 | 雄 | 362 | 6.21 | 0.543 | 3.113 | 2.425 | 3.33 | 0.058 | 0.185 | 0.009 | — | 1.9023 | — | — | — |
| 家兔 | 雄 | 2900 | 60.61 | 0.99 | 7.25 | 7.83 | 17.4 | 11.31 | 0.899 | 0.319 | 0.049 | 6.09 | 5.046 | 3.074 | 5.771 |
|  | 雌 | 2975 | 73.08 | 0.70 | 7.25 | 8.41 | 12.47 | 10.15 | 0.586 | 0.258 | 0.029 | 4.959 | — | 4.959 | 7.047 |
| 仓鼠 |  | 120 | 6.192 | 0.552 | 0.636 | 0.564 | 0.732 | 1.056 | 0.0072 | 0.024 | 0.0036 | 0.216 | 0.972 | — | — |
| 犬 |  | 13 000 | 382.2 | 70.2 | 39 | 110.5 | 122.2 | 76.7 | 2.5 | 1.3 | 0.104 | 13 | 26 | 26 | — |
| 猫 |  | 3300 | 18.47 | 0.57 | 35.31 | 14.85 | 34.32 | 25.41 | 0.33 | 0.66 | — | 10.56 | — | — | — |
| 猴 | 雄 | 3300 | 87.78 | — | 20.13 | 11.22 | 17.49 | 91.74 | — | 0.66 | 0.0462 | — | 17.89 | — | — |
|  | 雌 | 3600 | 114.8 | 110.44 | 25.2 | 10.44 | 28.44 | 92.52 | 0.036 | 1.08 | — | — | — | — | — |
| 羊 |  | 8000 | 532 | — | 98 | — | — | 114.8 | — | — | — | 28 | — | — | — |

引自:施新猷. 2003. 比较医学. 西安:陕西科学技术出版社

# 第二节 动物实验基本操作技术

## 一、动物捉拿固定方法

1. 小鼠　捉拿时右手抓住鼠尾，放在较粗糙的台面或鼠笼盖铁纱网上，在其向前爬行时，右手向后拉尾，用左手拇指和食指抓住小鼠的两耳和头颈皮肤将其置于左手心中，拉直四肢并用左手无名指压紧尾和后肢。另一捉拿法只用左手，先用食指和拇指抓住小鼠，用手掌及小指夹住其尾部，再以拇指及食指捏住其颈部皮肤（图 2-2-1）。取尾血及尾静脉注射时，可将小鼠固定于固定器上。

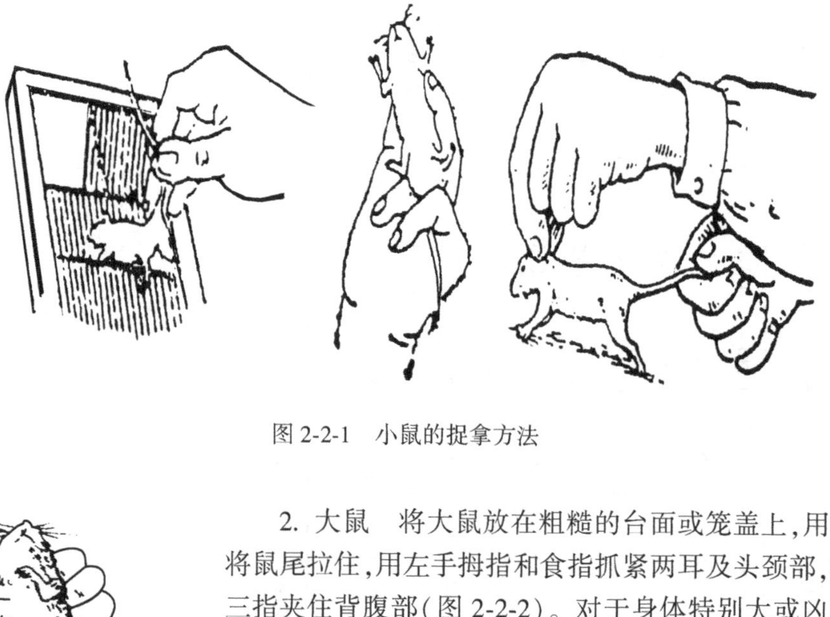

图 2-2-1　小鼠的捉拿方法

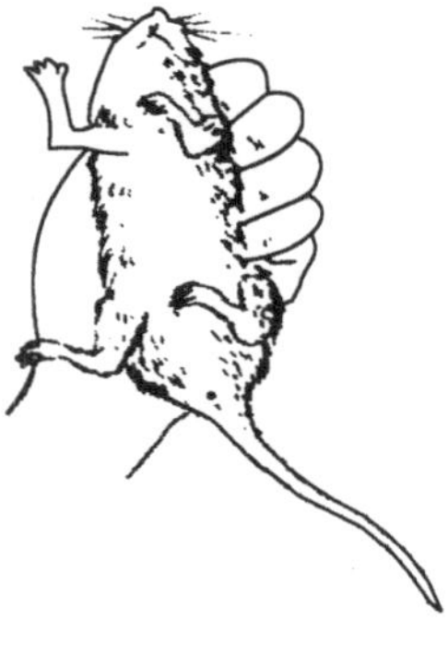

图 2-2-2　大鼠的捉拿方法

2. 大鼠　将大鼠放在粗糙的台面或笼盖上，用右手将鼠尾拉住，用左手拇指和食指抓紧两耳及头颈部，其余三指夹住背腹部（图 2-2-2）。对于身体特别大或凶狠咬人的大鼠，可先用布巾裹其（露出口鼻），然后进行操作。若需做手术，则麻醉后绑在固定板上。

3. 豚鼠　先用右手掌迅速、轻轻地扣住豚鼠背部，抓住其肩胛上方，以拇指和食指环握颈部，对于体型较大的豚鼠，可用另一手托住其臀部，豚鼠的固定方法基本同大鼠（图 2-2-3）。

4. 家兔　右手抓住其颈部皮肤，将兔捉住。用左手托住其臀部或腹部，使躯干重量大部分集中在左手上，然后按实验要求固定。做家兔耳血管注射或取血时,可用兔盒固定。做各种手术时,可将家兔麻醉后固定在手术台上(图 2-2-4)。

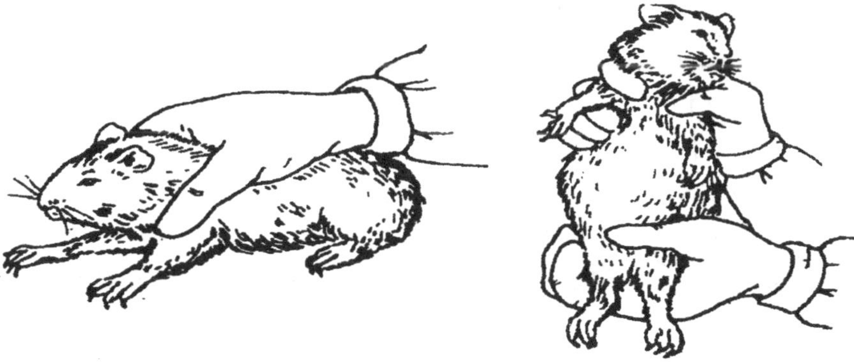

图 2-2-3 豚鼠的捉拿方法

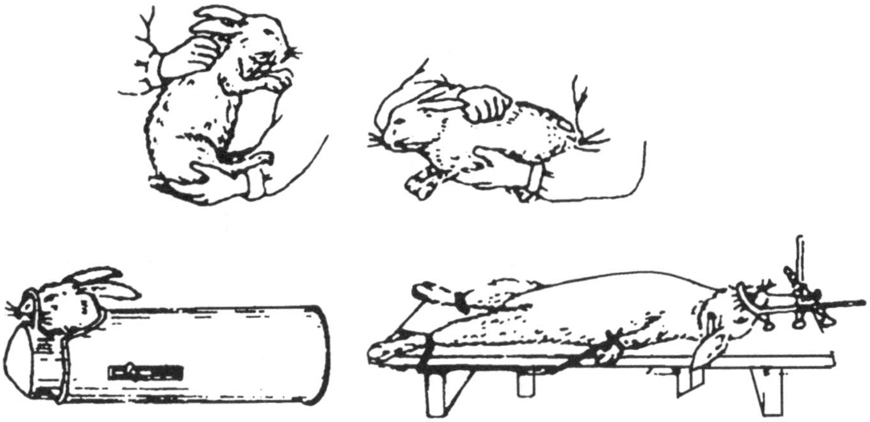

图 2-2-4 家兔的捉拿与固定方法

5. 犬 抓取犬时,需要用特制的长柄钳夹住其颈部,套上犬链,用绷带捆绑结实,将绷带再绑于其颈部,以免捆绑犬嘴的绷带脱落。如实验需麻醉时,可先静脉麻醉后,再取下犬链,解绑,把动物放在实验台上,按实验要求固定。

6. 蟾蜍(蛙) 一般用左手捉蟾蜍(蛙),用食指和中指夹住左前肢,用拇指压住右前肢。用无名指和小指夹住两下肢并拉紧。一般实验需将蟾蜍破坏脊髓和延髓后方可进行固定,此时可用脊髓破坏针由蟾蜍的枕骨大孔刺入向下穿刺破坏脊髓,向上穿刺破坏延髓,此时动物四肢张力全无,可用图钉钉四肢固定于蛙板上。

## 二、动物的编号

犬、兔等动物可用特殊的金属号码牌固定耳上。白色家兔和小鼠可用黄色苦

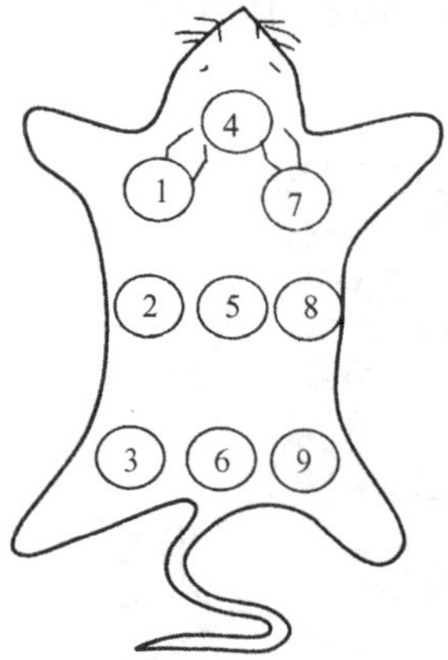


图 2-2-5 小鼠的背部编号方法

味酸涂于毛上标号。如编号 1~10,将小鼠背部分前肢、腰部、后肢的左,中,右部共九个区域,从左到右为 1 ~ 9(图 2-2-5)。

## 三、动物的给药方法

1. 自动口服给药 将药物放入饲料或溶于饮水中,由动物自动摄入体内。此法的优点是操作简便,不会因操作失误而致动物死亡。不足的是由于动物状态和饮食嗜好的不同,饮水和摄入食物量的不同,不能保证用药的药效分析的准确性。该方法一般用于长期给药的动物疾病的防治、药物的毒性观察等实验。

2. 灌胃给药 灌胃给药能准确的掌握给药量和给药时间。每天灌胃给药会对动物的上消化道造成一定的机械损伤。为减少不良影响,必须掌握灌胃技术。

(1) 家兔灌胃法:需由两人合作进行。一个取坐位,用两腿夹住兔身,双手分握兔耳及前肢固定其头部,另一人将开口器横插兔口内,压住舌头。由前一人固定开口器。取胃管从开口器中部小孔插入食管,插管时易误入气管,可引起家兔剧烈挣扎和呼吸困难。也可将胃管的外段浸入水中,如有气泡吹出,表明插在气管内,此时应拔管重插。当判明胃管确实在食管内后,取吸入药液的注射器连入胃管上,将药液注入,再推入少量的空气使胃管中不致有药液残留。慢慢拔出胃管,取出开口器(图 2-2-6)。

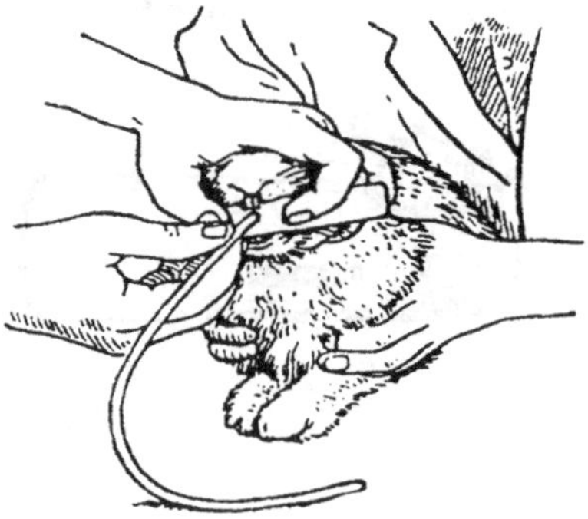

图 2-2-6 家兔灌胃方法

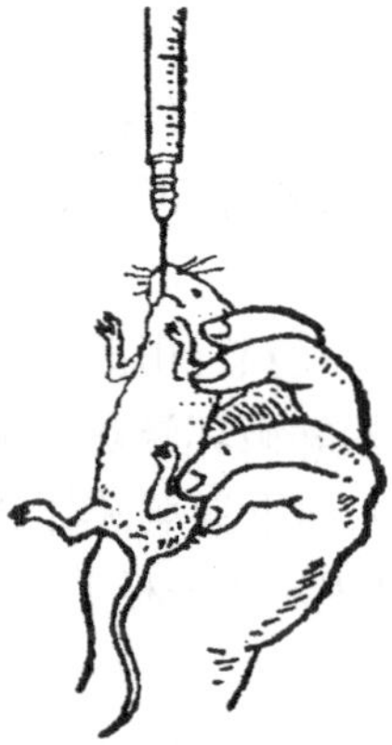

图 2-2-7 小鼠灌胃方法

(2) 小鼠灌胃法:用左手仰持小鼠,使其头部充分伸直,但不易抓得过紧,以免窒息。右手拿起连有小鼠灌胃管的注射器,小心自口角插入口腔,再从舌背面紧沿上腭进入食管,注入药液(图 2-2-7)。操作时,左手固定小鼠时定要将其头颈部拉直,如插管时偶有明显阻力,应拔出另插。

3. 注射法给药

(1) 皮下注射:对大多数实验动物来说,皮下注射最适宜的部位是颈背、腋下、侧腹或后腿肢体、臀部等。小鼠、大鼠和豚鼠一般用手固定，家兔、犬则固定在实验台上。不同实验动物的注射部位有所不同，犬、猫多在大腿外侧，豚鼠在大腿内侧或小腹部，大鼠可在左侧下腹部。其操作方法是：用左手轻轻抓起皮肤，右手把注射针头插入皮肤皱褶的基底部，针头进入皮内约 5～10mm，如针头易于摆动表明已刺入皮下，缓慢注入药液后，拔出针头，并用手指轻压注射部位，以防药液漏出。

（2）肌内注射：应选择肌肉发达、血管丰富的部位，注射时先将动物固定，注射部位应剪去被毛，用酒精棉球消毒后将注射针头刺入肌肉组织内，回抽如无回血后，方可注入药液。

（3）腹腔注射：兔、犬等动物腹腔内注射，需由助手抓住动物，使其腹部向上，在下腹部约 1/3 处略靠外侧（避开肝和膀胱）将注射针头刺入腹腔，回抽针栓，观察是否插入脏器或血管，然后再注射。此方法常用于小鼠、大鼠给药。给药时，左手捉拿动物，使腹部向上，右手将注射器针头从下腹部朝头方向刺入腹腔，深度约 3～5mm。进入腹腔时可有落空感，回抽注射器若无血液或尿液时，表明针头未刺入肝、膀胱等脏器，即可注入药物。为避免伤及内脏，可使动物处于头低位，使内脏上移。

（4）静脉注射：静脉注射要根据不同的动物选择不同的注射血管。下面以小鼠、大鼠、家兔、犬等动物的注射方式加以介绍。

1）家兔的耳缘静脉注射：将家兔固定，剪去耳缘部位的被毛。用酒精棉球深擦或用手指轻弹耳缘使局部血管扩张，注射针头以静脉近末梢插入血管，轻轻回抽如有回血，即可将药物注入。注射完毕抽回注射器，为避免出血可用干棉球压迫注射部位（图 2-2-8）。

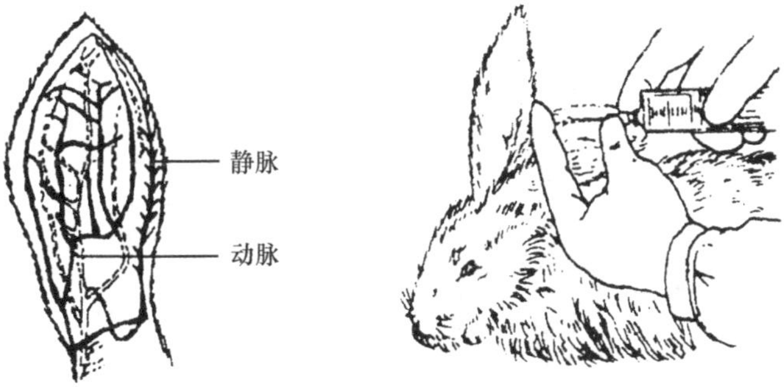


图 2-2-8 家兔耳缘血管分布及注射方法

2）小鼠、大鼠静脉注射：将小鼠或大鼠固定于盒内或扣在较重的烧杯内，使其尾巴外露，尾部可用 45～50℃温水浸泡半分钟或用酒精棉球擦之，使尾部的血管扩张，大鼠尾部角鳞较多，需先刮去。以拇指和食指捏住尾根部左右侧，使血管更加扩张，尾部静脉显的更清楚，以无名指和小指夹住尾端部，以中指托起尾巴，以使尾巴固定。

用4号细针头选其两侧静脉距尾尖2/3处水平方向向心进针。应注意注入药液时是否通畅,若阻力较大,注射部位皮下发白,表示药液没进入静脉内,应更换部位重新注射,注射完毕后,用棉球轻轻揉压注射部位,以免出血(图2-2-9)。

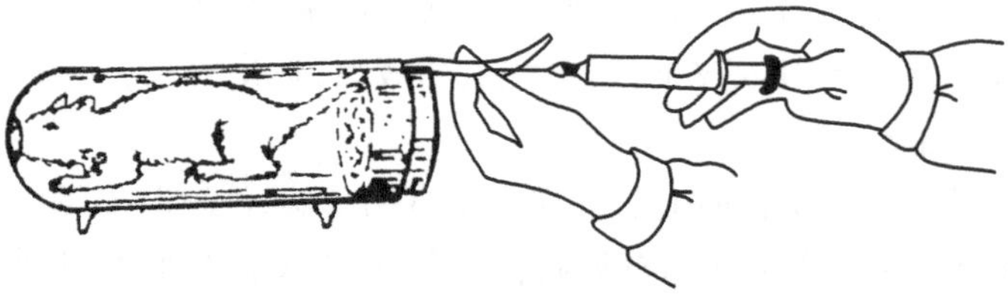

图2-2-9　小鼠尾静脉注射

3) 犬的前后肢静脉注射:将犬固定后,将犬前肢内侧静脉部或后肢小隐静脉部只去毛,在静脉向心端处用橡皮带绑紧使血管充血。局部消毒后,针向近心端刺入静脉。为保证药物确实注入静脉,应回抽针栓,如有回血后,放松橡皮带,缓慢将药物注入。

4) 蟾蜍的腹壁静脉注射:将已破坏脊髓的蟾蜍固定于蛙板上,剪开腹部皮肤,沿腹部正中线左侧约1cm处剪开腹肌并翻转,可见腹静脉沿腹壁下行,注射时用左手拇指和食指捏住腹壁肌肉,稍向外拉,用中指在下顶起腹壁肌肉,右手持注射器,将针头沿血管水平方向刺入即可。

(5) 蛙(蟾蜍)淋巴囊注射:蛙的皮下有数个淋巴囊(图2-2-10)。注入药物易吸收。一般以腹淋巴囊作为给药途经,注射方法为一手抓住蛙,固定四肢将腹部朝上,另一手取注射器,将注射针头从蛙大腿上端刺入,经过大腿肌层入腹壁皮下进入淋巴囊,然后注入药液。因为针刺经过肌层,因此当拔针时刺口易于闭塞,可避免药液漏出。注射量0.1~1.0ml/只。

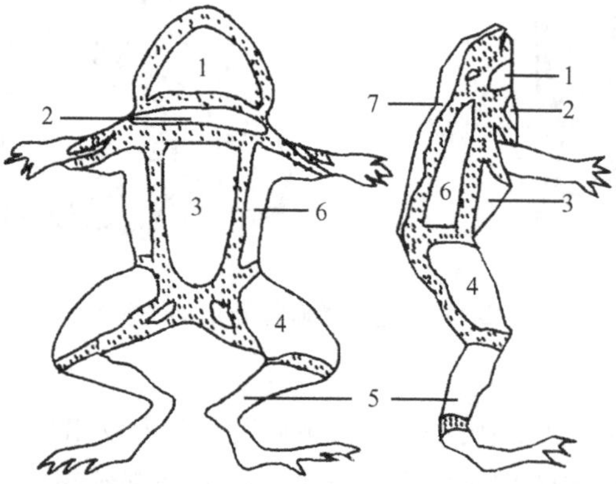


图2-2-10　蛙皮下淋巴囊

1. 颌下淋巴囊;2. 胸淋巴囊;3. 腹淋巴囊;4. 股淋巴囊;5. 足淋巴囊;6. 腹侧淋巴囊;7. 背囊

# 四、动物的麻醉方法

实验动物的麻醉是机能实验中的重要环节。恰当的麻醉,可保证手术的成功和整个实验的顺利进行。在动物实验中所用麻醉药品可为全身麻醉和局部麻醉两大类。全身麻醉又分为吸入麻醉和非吸入麻醉两种。

1. 麻醉方法及所用麻醉药物

(1) 吸入性麻醉法:常用药物有乙醚、氯仿、氟烷等。将较小动物(如小鼠、大鼠、豚鼠等)扣在玻璃罩内或烧杯中,然后把含有定量的麻醉药物棉球或纱布放入杯中,动物因吸入麻醉药物而被麻醉。较大的动物如猫、兔可放入麻醉箱中,通过向箱内注入麻醉药品而将动物麻醉。一般常用乙醚进行麻醉。优点为安全系数大,麻醉深浅易掌握。缺点是对上呼吸道黏膜有较强的刺激作用,使分泌物增加,易发生呼吸道阻塞。为减少这类的不良反应,可在麻醉前注射阿托品,以减少腺体分泌。

(2) 非吸入性麻醉法(注射麻醉法):非吸入性麻醉药在动物实验中应用甚广。各种非吸入性麻醉药物的选择,可因动物和实验目的及手术经过等因素而不同。犬和兔的慢性实验可用戊巴比妥钠麻醉较好。麻醉时间可持续 2~3 小时,麻醉后死亡率低。对大鼠亦适用,但麻醉时间仅持续 1 小时左右。对小鼠的麻醉时间则很短,不宜长时手术。

对急性实验麻醉药物的选择标准主要是麻醉平稳,呼吸抑制作用小,对实验结果没有影响的药物。中效的巴比妥类药物(戊巴比妥钠、异戊巴比妥钠)乌拉坦、氯醛糖等均可选用。

2. 实验常用麻醉药物的作用特点与用药剂量(表 2-2-1)

**表 2-2-1 实验常用麻醉药物的作用特点与用药剂量**

| 药 名 | 动 物 | 给药途径 | 常配浓度(%) | 给药剂量 | 维持时间 |
|---|---|---|---|---|---|
| 戊巴比妥钠 | 大、小鼠 | 腹腔 | 2 | 2~3ml/kg | 3~5 小时 |
| | 豚鼠 | 腹腔 | 2 | 2.0~2.5ml/kg | |
| | 犬、家兔 | 静脉 | 3 | 1ml/kg | |
| 巴比妥钠 | 犬 | 静脉 | 2.5~3 | 1ml/kg | 2~4 小时 |
| | 大鼠 | 腹腔 | 1 | 0.3~0.4ml/100g | |
| 氨基甲酸乙酯(乌拉坦) | 犬、家兔 | 静脉 | 20 | 2.5~3.3ml/kg | 2~4 小时 |
| | 犬、小鼠 | 腹腔 | 10 | 1.5ml/100g | |
| 氯胺酮 | 犬、家兔 | 静脉 | 1 | 0.3~0.5ml/kg | 20~30 分钟 |
| | 大鼠 | 肌肉 | 1 | 0.6ml/100g | 30 分钟 |
| | 豚鼠 | 腹腔 | 1 | 0.8ml/100g | 30 分钟 |
| 普鲁卡因 | 各种动物 | 脊髓、粘膜 | 1~2 | 视情况而定 | 30 分钟 |

3. 麻醉效果的判断及注意事项　麻醉效果判断可根据：①呼吸频率和深度：呼吸节律呈现深而慢的改变；②角膜反射的敏感度和有无：角膜反射存在但较为迟钝；③肢体和腹壁肌肉的紧张度：肢体肌肉松弛，腹壁肌肉紧张度下降，躯体呈现自然倒下；④对痛刺激的反应：用止血钳或镊子夹皮肤无疼痛反应。

麻醉注意事项：①动物麻醉后可使体温下降，要注意保温。在寒冷季节，注射前应将麻醉剂加热至动物体温相一致的水平。②犬、猫或灵长类动物，手术前8~12小时应禁食，避免麻醉或手术过程中发生呕吐。家兔或啮齿类动物无呕吐反射，术前无需禁食。③静脉注射时，应注意给药速度。密切观察动物生命体征变化，出现呼吸节律不整和心动过缓时，应立即停止给药。

4. 麻醉意外处理　麻醉过量时，实验动物会出现两种情况：一是呼吸、心搏骤停或间断等情况；二是动物全身皮肤颜色青紫，呼吸浅而慢。这时要密切观察动物生命体征的变化，做好实施各项抢救工作的准备。另外，可根据不同情况采取相应的急救处理措施，如实施人工呼吸，注射苏醒剂（肾上腺素、尼可刹米、咖啡因）等。待恢复自主呼吸后，再进行后续操作。

## 五、常用实验动物的取血方法

1. 小鼠和大鼠

（1）剪尾尖取血：将鼠装入固定器内，露出鼠尾，用手擦揉或置于45~50℃温水中浸泡，或用二甲苯涂擦，使尾静脉充血后，剪去尾尖，血即流出。此法适用于少量血样的采取，如血象检查。

（2）球后静脉丛取血：此法的穿刺部位是在眼球和眼眶后界之间的后眼眶静脉丛。采用内经一端为1~1.5mm，另一端扩大成喇叭型的毛细玻璃管，管长约15cm。取血时，左手拇指和食指、中指捏住鼠颈部，利用捏紧的压力，使静脉丛淤血。眼球充分外突，右手持取血管，由内侧眼角将其尖端向眼眶后壁插入，平行地向喉头方向推进，深约4~5mm即达静脉丛，轻轻转动玻管并少回缩一点，血液即流管内。小鼠一次采血0.2ml，大鼠0.5ml（图2-2-11、图2-2-12）。

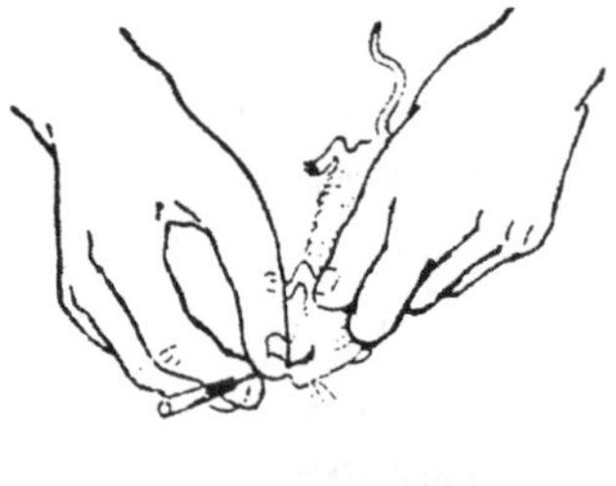

图2-2-11　小鼠后眼眶静脉丛取血方法

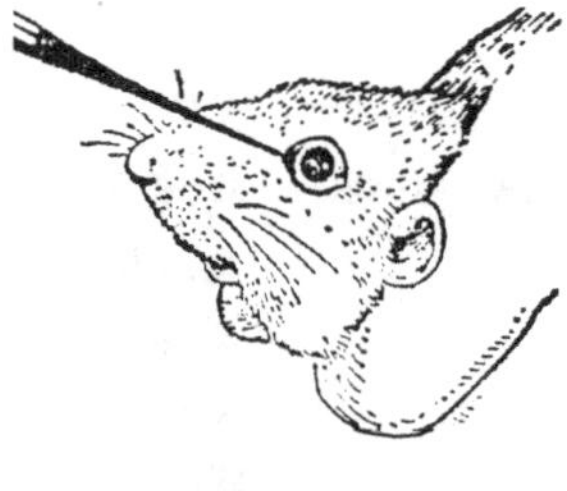

图2-2-12　大鼠后眼眶静脉丛取血方法

(3) 断头取血:用剪刀在鼠颈部将鼠头剪掉,立即将鼠颈向下,提起动物,对准已备好的容器,鼠血即可从颈部很快滴入容器内(图 2-2-13)。

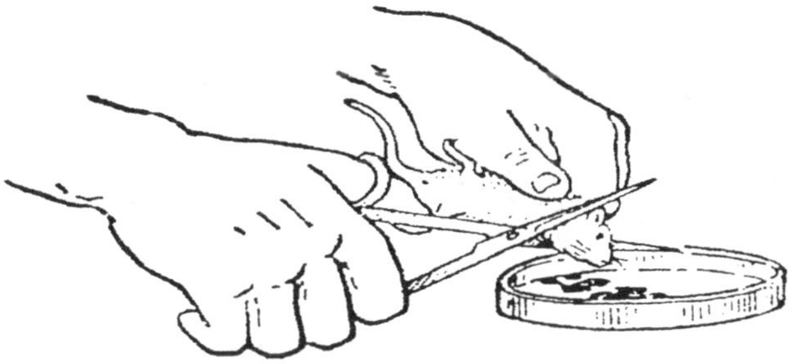

图 2-2-13　小鼠断头取血方法

2. 家兔和豚鼠

(1) 心脏取血:将动物仰卧固定在手术台上,剪去心前区的毛,用碘酒和酒精消毒皮肤。用左手触摸胸骨左缘第 3、4 肋间隙,选心脏跳动最明显处作穿刺点。右手持注射器,将针头插入胸腔,通过针尖感到心脏跳动时,将针头刺入心脏,然后抽出血液。

(2) 兔耳缘静脉取血:用手轻弹耳壳,或用二甲苯涂沫皮肤使血管扩张,在兔耳中央有一条较粗且颜色较鲜红的中央动脉。以左手固定兔耳,右手取注射器,在中央动脉末端沿动脉平行向心方向穿刺于动脉,即可见动脉血进入针筒。取血后注意止血。此法一次可抽血 5ml。另外,也可待中央动脉充血后,用锋利小刀在靠耳尖动脉分支处轻轻切一小口,兔血即由血管破口处流出,取装有抗凝剂的试管接血。

豚鼠耳缘静脉取血法操作步骤基本同以上方法。

3. 犬

(1) 前后肢皮下静脉取血:方法如注射麻醉法相同。

(2) 颈外静脉或颈总动脉取血:犬、兔、大鼠都可采用此种方法取血。将麻醉动物固定于手术台上,做颈外静脉或颈总动脉分离手术。颈外静脉暴露清楚后,用注射器针头沿静脉平行方向刺入,抽取所需血量。采用此法,体重 20g 小鼠可取血 0. 6ml 左右,体重 300g 的大鼠可取血 8ml 左右,兔一次取血 10ml 以上。犬也可以不必手术,固定动物后,取卧位,剪取颈部被毛,将颈部拉直,左手拇指压住颈静脉入胸部皮肤,使静脉怒张,右手持注射针头沿血管向心端刺入取血。此法一次可取较多量血(图 2-2-14)。

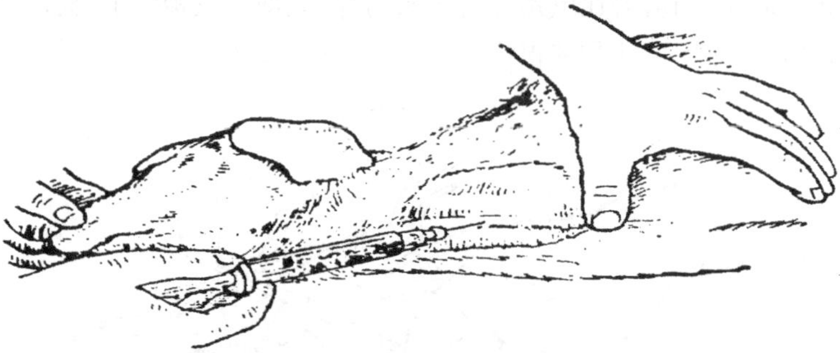

图 2-2-14　犬颈静脉取血方法

## 六、实验动物的处死方法

急性动物实验结束后,常需将动物处死;另外,因采取脏器、组织等特殊需要也常处死动物。处死方法种类而异。

### (一) 大鼠、小鼠的处死方法

1. 脊椎脱臼法　右手抓住鼠尾用力后拉,同时左手拇指与食指用力向下按住鼠头,将脊髓与脑髓拉断,鼠立即死亡。

2. 断头法　在鼠颈部用剪刀将鼠头剪掉,鼠因断头和大出血而死。

3. 打击法　右手抓住鼠尾并提起,用力摔击鼠头(也可用小木锤用力打击鼠头)使鼠致死。

### (二) 犬、猫、兔、豚鼠的处死方法

1. 空气栓塞法　向动物静脉内注入一定量空气,使之发生空气栓塞而致死。静脉内注入空气的量:兔、猫约 20～40ml;犬约 80～150ml。

2. 急性放血法　自动脉(颈动脉或股动脉)快速放血,使动物迅速死亡。

3. 破坏延脑法　实验中如已暴露脑髓,可用器具破坏延脑使动物死亡。

4. 开放气胸法　将动物开胸,造成开放性气胸,导致肺萎陷使动物窒息死亡。

5. 化学药物致死法　常用静脉内快速注入过量氯化钾,使心脏骤停致死。

6. 过量麻醉致死法。

# 第三节　常用手术器械及用途

在机能学实验中所使用的手术器械,基本上与人用外科手术器械相同(图 2-3-1)。但也有一些特殊器械。现将常用的手术器械及其用法简介于下:

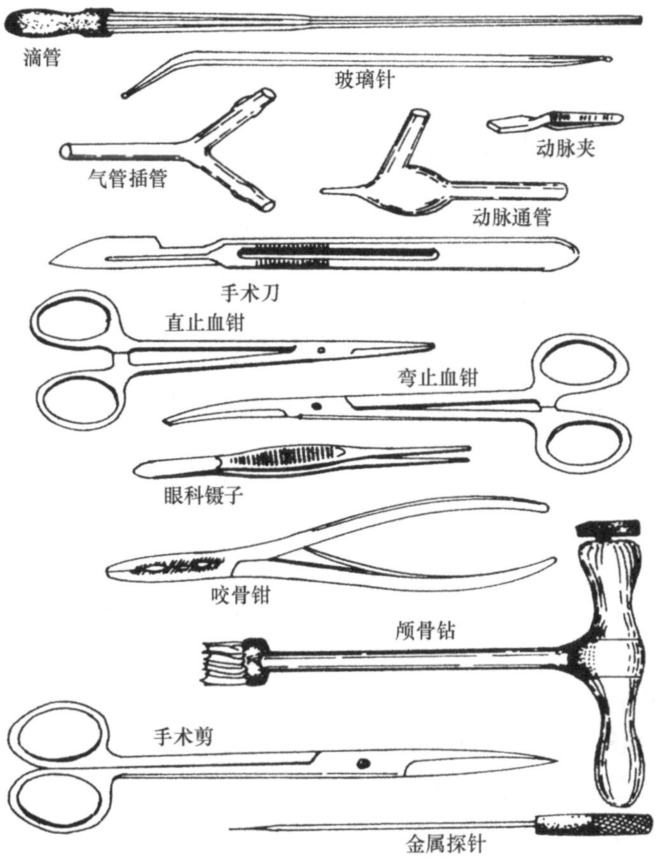


图 2-3-1　常用手术器械

1. 手术刀　主要用于切开和解剖组织。根据手术部位与性质不同更换大小不同的刀片。手术刀片有圆、尖、弯刃及大小、长短之分。手术刀柄也有大小及长短之分。另有一类手术刀柄与刀片连在一起的,也有圆刃、尖头及眼科手术刀(柳叶刀)之分。正常的执刀方法有四种(图 2-3-2)。

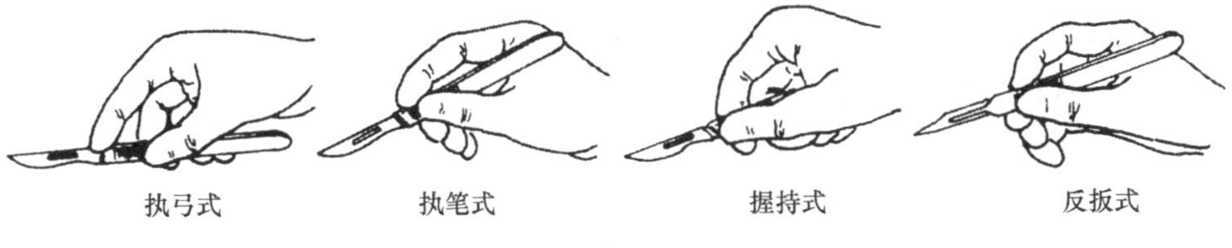


图 2-3-2　持刀方法

(1) 执弓式:最常用的一种执刀方式,动作范围广而灵活,用于腹部、颈部或股部的皮肤切口。

(2) 执笔式:用于切割短小的切口,用力轻柔而操作精确。如解剖血管、神经,做腹膜小切口等。

(3) 握持式:用于切割范围较广,用力较大的切口,如截肢、切开较长的皮肤切口。

(4) 反扳式:用于向上挑开,以免损伤深部组织。

2. 手术剪　手术剪分尖头剪和钝头剪两种,其尖端有直、弯之别。主要用于剪皮肤或肌肉等粗软组织。此外也可用来分离组织,即利用剪刀的尖端插入组织间隙,分离无大血管的结缔组织等;另外,还有一种小型手术剪叫眼科剪,主要用于剪血管或神经等柔软组织。眼科剪也有直头与弯头之分,正确的执剪姿势如图 2-3-3 所示,即用拇指与无名指持剪,食指置于手术剪上方。

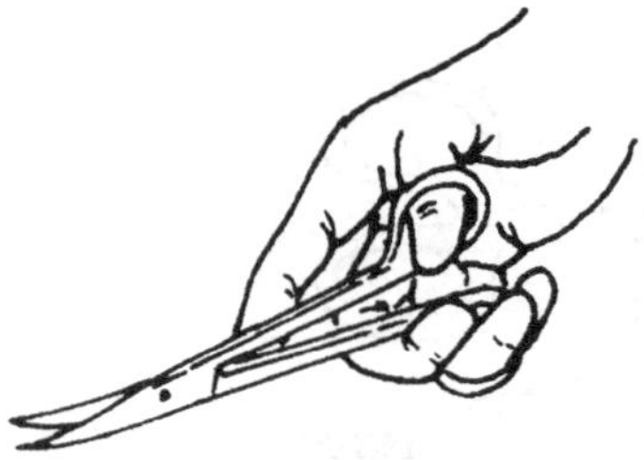

图 2-3-3　持剪姿势

3. 粗剪刀　用于剪实验动物皮毛以及蛙类的骨、皮肤等粗硬组织。蛙类实验用来剪骨、肌肉和皮肤等粗硬组织。

4. 手术镊　手术镊分有齿和无齿两种,且长短不一。主要用于夹住或提起组织,以便于剥离、剪断或缝合。有齿镊用于夹持较坚韧的组织,如皮肤、筋膜、肌肉等。无齿镊用于夹持较脆弱的组织,如血管、神经、粘膜等。正确的执镊方法如图 2-3-4 所示,即以拇指对示指和中指,轻稳和用力适当地把持(图 2-3-4)。

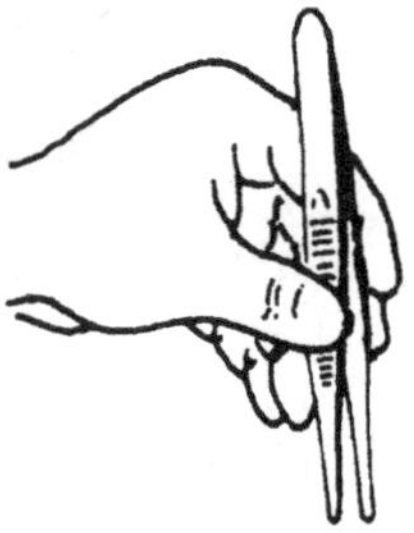

图 2-3-4　持镊姿势

5. 血管钳(止血钳)　主要用于钳夹血管或出血点,以达到止血的目的。也用于分离组织,牵引缝线,把持和拔出缝针等。执血管钳的姿势与执手术剪姿势相同。开放血管钳的手法是:利用右手已套入血管钳环口的拇指与无名指相对挤压,继而以旋开的动作开放血管钳。

血管钳按手术所需分直、弯、有齿、无齿、长柄以及大中小等各类型。直血管钳用于浅部位或皮下止血;弯血管钳用于较深部止血;蚊式血管钳用于精确止血和分离组织。

6. 骨钳　打开颅腔和骨髓腔时用于咬切骨质。

7. 颅骨钻　开颅时钻孔。

8. 金属探针　专门用来毁坏蛙类脑和脊髓的器械。

9. 玻璃分针　专用于分离神经与血管等组织。

10. 蛙心夹　使用时一端夹住心尖,另一端借缚线连于杠杆或换能器,以进行心脏活动的描记。

11. 蛙板　约为 20cm×15cm 的木板,用于固定蛙类,可用大头针将蛙腿钉在板上,以便进行实验。

12. 动脉夹　用于阻断动脉血流。

13. 气管插管　急性动物实验时插入气管,以保证呼吸畅通。

14. 动脉插管　在急性动物实验时一端插入动脉,另一端接压力换能器,以记录血压,插管腔内不可有气泡,以免影响结果。

注意:各种手术器械使用结束后,都应及时清洗,齿间和轴节间的血迹或污物用小刷在水中涮洗干净后用干布擦干,忌用火焰烘干或作重击用,以免镀层脱落生锈,久置不用的金属器械应擦油加以保护。

# 第四节　急性动物实验常用的手术部位及手术方法

## 一、兔、猫、犬颈部手术

颈部手术包括神经、静脉、颈总动脉及气管的暴露、分离和插管术。其步骤如下:

1. 剪毛　动物仰卧固定,用弯手术剪或粗剪刀剪毛,不可用组织剪或眼科剪。剪毛范围应大于切口长度。为避免剪伤皮肤,可一手将皮肤绷平,另一手持剪刀平贴于皮肤逆着毛的朝向剪毛。剪下的毛应及时放入盛水的杯中浸湿,以免到处飞扬。

2. 麻醉　在颈部正中皮下注射1%普鲁卡因溶液2~3ml行局部浸润麻醉,或静脉注射20%氨基甲酸乙酯溶液1g/kg体重,进行全身麻醉。

3. 切口和止血　手术者左手的拇指和食指撑紧皮肤,右手持手术刀,沿颈部正中线以适当力度一次切开皮肤和皮下组织直至肌层,上起甲状软骨,下达胸骨上缘,用几把皮钳夹住皮肤切口边缘暴露手术野,以利进一步的操作。

在手术过程中应保持手术野清晰,防止血肉模糊妨碍手术操作和实验观察。因此,应注意避免损伤血管,如有出血应及时止血。止血的方法有:①组织渗血:可用温热盐水纱布压迫、明胶海绵覆盖或电凝等方法;②较大血管出血:应用止血钳夹住出血点及其周围少许组织,结扎止血;③骨组织出血:先擦干创面,再及时用骨蜡填充堵塞止血;④肌肉的血管丰富,肌组织出血要与肌肉一同结扎。

为避免肌组织出血,在分离肌肉时,若肌纤维走向与切口一致,应钝性分离;若肌纤维走向与切口不一致。则应采用两端结扎中间切断的方法。干纱布只用于吸血和压迫止血,不可用来揩擦组织,以免组织损伤和使刚形成的血凝块脱落。

4. 神经、血管和气管的暴露与分离(图2-4-1)

(1) 气管:在切口下分开皮下组织和胸骨舌骨肌及胸锁乳突肌,即看到气管,用玻璃分针或刀柄将覆盖于气管表面的筋膜去除,使气管完全暴露。用弯止血钳

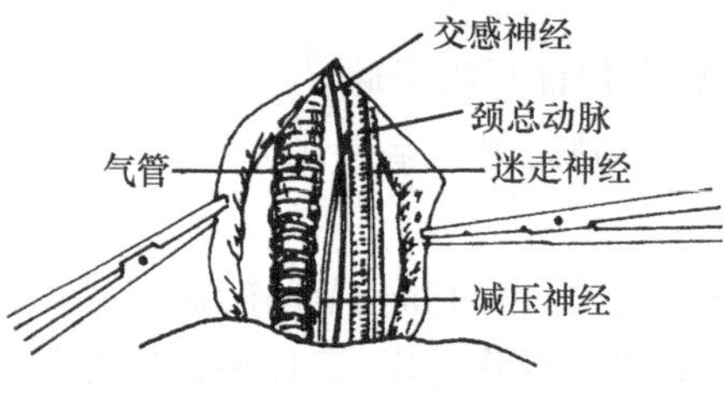


图 2-4-1 家兔颈部结构示意图

或镊子在气管下穿一根细棉线备用。

(2) 颈总动脉：位于气管两侧，分离覆盖于气管上的胸骨舌骨肌和侧面斜行的胸锁乳突肌，深处可见颈动脉鞘。细心分离鞘膜，即见搏动的颈总动脉和神经。分离出 2 ~ 3cm 长的颈总动脉，在其下穿线备用。

(3) 颈外静脉：位于颈部皮下，胸锁乳突肌外缘，仔细分离 1.5~2.0cm 长，穿线备用。

(4) 神经：颈总动脉旁有一束神经与动脉伴行，这束神经中包含有迷走神经、交感神经和减压神经。小心分离颈动脉鞘后，仔细辨认 3 条神经。3 条神经均与动脉平行，迷走神经最粗，交感神经次之，减压神经最细。减压神经如毛发粗细且常与交感神经紧贴在一起。用玻璃分针将所需神经仔细分离出 1~2cm，穿线备用。

神经和血管都是易损伤的组织，在分离过程中要细心、轻柔，以免损伤其结构与功能。且不可用有齿镊进行剥离，也不可用止血钳或镊子夹持。分离时应掌握先神经后血管、先细后粗的原则。分离较大的神经和血管时，应先用蚊式止血钳将其周围的结缔组织稍加分离，然后用大小适宜的止血钳沿分离处插入，顺神经或血管的走向逐步扩大，直至神经血管分离出来。在分离细小的神经或血管时，要用眼科镊子或玻璃分针小心操作，需特别注意保持局部的自然解剖位置，不要把结构关系搞乱。如要切断血管分支，应采用两端结扎中间剪断的方法。

分离完毕后，在神经或血管的下方穿一浸透生理盐水的丝线，供刺激时提起或结扎之用。然后盖上一块生理盐水纱布，防止组织干燥，或在创口内滴加适量温热液状石蜡，使神经浸泡其中。

5. 气管插管术　在甲状软骨下 2~3cm 处，选一气管软骨做横向切口，长度约为气管周长的一半，再向头端做一小的纵向切口，使呈“T”型，应防止血液流入气管内。把“Y”形气管插管的斜口面朝下向肺脏方向插入后，再转动插管使其斜口面朝上，用棉绳结扎切口处，将绳尾缚结固定于套管的分叉处。

6. 颈外静脉插管术　颈外静脉插管用于注射、取血、输液和中心静脉压测量。

取长度适当的塑料管或硅胶管，插入端剪成斜面，另一端插入粗细适当的钝针头。针座上连接三通活塞。用盛有稀肝素生理盐水（20U/ml）的注射器与三通的另一端口相连，将肝素生理盐水充满导管，关闭活塞。

插管时先用动脉夹夹住静脉近心端，待静脉充盈后再结扎远心端。用眼科剪在静脉上靠远心端结扎处呈 45°角剪一小口，约为管径的 1/3 或 1/2，向心脏方向插入导管。将导管送入至所需的长度，犬、兔一般进入 2~3cm。用已穿好的线打一个结，取下动脉夹。测量中心静脉压时，兔需插入 5cm，此时导管口在上腔静脉的右心房入口处，打好第二个节，并将远心端结扎线围绕导管打结使之固定。

7. 颈总动脉插管术 做测量血压或放血用。导管的准备同颈外静脉导管。

静脉注射肝素(500U/kg)使全身肝素化。结扎动脉远心端，用动脉夹夹住近心端，两端的距离尽可能长。用眼科剪在靠远心端结扎线处的动脉上呈45°角剪一个小口，约为管径的1/3或1/2，向心脏方向插入动脉导管。插入塑料管后用已穿好的线打一个结，其松紧以放开动脉夹后不致出血为度。小心慢慢放开动脉夹，如有出血，再将线扎紧些，但不要太紧以免影响导管拉动。将导管送入约2~4cm，结扎得更紧一些使导管不致脱出。用远心端的结扎线围绕导管打结使其固定。插玻璃制的动脉导管时，将充满柠檬酸钠的导管插入0.5cm左右，打结缚紧，在侧管上再打一个结以固定牢固，防止插管滑脱。暂勿放开动脉夹。注意动脉导管勿使管尖与动脉壁成折角状戳破动脉壁。

## 二、兔、猫、犬股部手术

股部手术是为了分离股动、静脉并进行插管，供放血、输血、输液及注射药物之用。其步骤如下：

1. 动物仰卧固定，剪去股三角区被毛。

2. 用手触摸股动脉搏动，辨明动脉走向。在该处做局部麻醉后，沿动脉走行方向在皮肤上做3~5cm长的切口。

3. 用血管钳分离皮下组织及筋膜，即看到股动、静脉和神经。三者的位置由外向内依次为股神经、股动脉、股静脉。股动脉在中间偏后，恰被股神经和股静脉所遮盖。

4. 以蚊式钳小心地将股神经首先分出，然后再分离股动脉与股静脉之间的结缔组织，注意勿损伤血管小分支，分离出2~3cm长的股动脉或股静脉。

5. 分别在远心端结扎血管，并用动脉夹夹闭近心端血管。在动脉夹后穿线，以备固定插管用。用眼科剪朝心脏方向将血管剪一小口(剪口尽量靠近远端)，然后用一连接有注射器的塑料插管，从剪口处沿向心方向插入血管内(注意插入时，管尖端与血管保持平行，勿使尖端戳破血管)。插入2~3cm后，用结扎线固定。

## 三、开 颅 术

在研究中枢神经系统的功能时(如大脑皮质诱发电位、皮质功能定位等)，往往需打开颅骨，安置或埋藏各种电极、导管等。颅骨开口及位置大小视实验需要而定。

现以兔为例介绍开颅方法：动物麻醉后行气管插管术，固定兔于脑立体定位仪下。剪去头顶部的被毛,沿矢状线切开头皮,分离皮下组织及肌肉,钝性分离骨膜,暴露前囟、人字缝和矢状缝,确定开颅位置,在其中心钻一小孔。调好颅骨钻头的钻进深度(兔一般为 2~3mm),将钻头中心轴插入小孔,垂直向下压并旋转钻头。钻至内髓板时有突破感,此时应减轻力度,缓缓进钻,以免损伤硬脑膜及脑组织,当旋转至有明显突破感时则可打开颅骨。如需扩大颅骨开口,可用咬骨钳一点一点咬除,不能大块撕扯,以免出血难止。咬除矢状静脉窦处的颅骨时尤须小心。一般应保留前囟、人字缝等骨性标志。如需剪除硬脑膜,可用弯针头挑起,用眼科剪小心剪开,勿损伤皮质小血管。

# 第五节　生物化学实验基本操作技术

## 一、玻璃仪器的清洗

生化实验常用的各种玻璃仪器,其清洗程度直接影响到实验结果的准确性。因此,清洗玻璃仪器不仅是生化实验前后的常规工作,也是一项重要的技术性工作。清洗玻璃仪器的方法很多,需根据实验要求、污物的性质和沾污程度选用合适的清洁方法。

1. 新购玻璃仪器的清洗　新购玻璃仪器,表面附有碱质和灰尘,可先用洗衣粉水刷洗,再用流水冲洗干净后,放入 1%~2% 盐酸溶液中浸泡过夜,然后取出用自来水冲洗,最后用蒸馏水冲洗 3 遍,干燥备用。

2. 使用过的玻璃仪器的清洗

(1) 一般玻璃仪器:如试管、烧杯、三角烧瓶、量筒等,先用洗衣粉水刷洗,再用自来水冲洗干净,最后用蒸馏水冲洗 3 遍,干燥备用。

(2) 容量分析仪器:如吸量管、滴定管、容量瓶等,先用自来水冲洗,再用铬酸洗液浸泡 3~5 小时,取出用自来水冲洗干净,最后用蒸馏水冲洗 3 遍,干燥备用。

(3) 比色杯:用后立即用自来水反复冲洗。如不能洗净时,可用盐酸或适当溶剂冲洗,再用自来水冲洗干净,最后用蒸馏水冲洗 3 遍,干燥备用。切不可用刷子或粗糙的布(纸)擦拭,也不可用碱液或强氧化剂清洗。

上述所有玻璃器材洗净后,以倒置后器壁不挂水珠为干净的标准。

## 二、吸量管的种类及使用

1. 吸量管的种类及用途

(1) 刻度吸量管:这类吸量管带有许多刻度,刻度标记有自下而上和自上而下(图 2-5-1)两种,供量取 10ml 以下任意体积的液体之用。其规格有 0.1ml、0.2ml、

0.5ml、1ml、2ml、5ml、10ml 等。

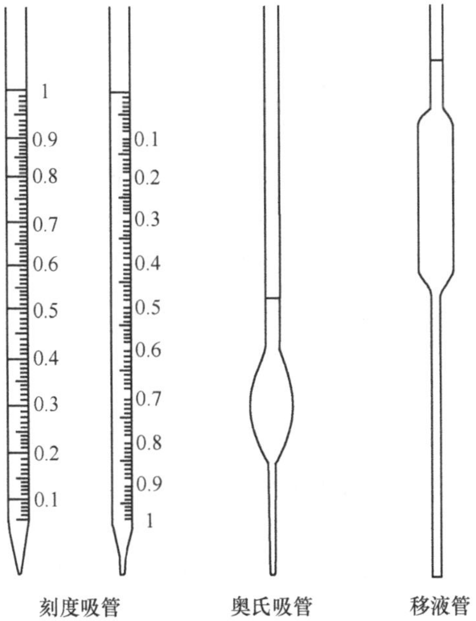


图 2-5-1 常用吸量管的分类

刻度吸量管有两种类型:一种是全流出式刻度吸量管。此管刻度标至尖端,容量包括液体的全部,放液时需将管尖残留液体吹出。这种吸量管在管的上端标有"吹"字。另一种是不完全流出式的刻度吸量管,此管在放液时让液体自然流出,尖端在受器内壁停留片刻,所余液体不得吹出。值得注意的是有些标有"快"字,表明此吸量管检校时,已校正过尖端残留液的误差,故也不能吹出管尖残留液体。

为了便于准确、快速地选取所需的吸量管,国际标准化组织统一规定,在刻度吸量管的上方要印有各种彩色环,以示容积区别(表 2-5-1)。

**表 2-5-1 刻度吸量管国际标准化标示**

| | 标准容量(ml) | | | | | | |
|---|---|---|---|---|---|---|---|
| | 0.1 | 0.2 | 0.5 | 1 | 2 | 5 | 10 |
| 色标 | 红 | 黑 | 红 | 黄 | 黑 | 红 | 橘红 |
| 环数 | 单 | 单 | 双 | 单 | 单 | 单 | 单 |

(2) 奥式吸量管:这类吸量管的特点是在同一容量的各类吸量管中,其容量表面积最小,故准确性最高。奥式吸量管上只有一个刻度(图 2-5-1),放液时残留于管尖的液体必须吹出。它常用于量取粘度较大的液体,如血液、油脂类等。其规格有 0.5ml、1.0ml、2.0ml、5.0ml 等。

(3) 移液管:每根移液管上只有一个刻度(图 2-5-1),放液时任其自然流出后,让管尖接触容器内壁 10 秒,管尖残留液体不得吹出。其规格有 10.0ml、20.0ml、25.0ml、50.0ml 等。

2. 吸量管的使用方法(图 2-5-2)

(1) 执管:将中指和拇指拿住吸量管的上部,食指按住吸量管上口以控制流速;刻度数字应对向操作者。

(2) 取液:把吸量管插入液体内(切忌悬空,以免液体吸入洗耳球内),用洗耳球吸取液体至所取液量的刻度上端 1~2cm 处,然后迅速用食指按紧吸量管上口,使管内液体不再流出。

(3) 调准刻度:将已充足液体的吸量管提出液面,用滤纸片擦干管尖外壁液体,然后垂直提吸量管于供器内(管尖悬离供器内液面)。用食指控制液流至所需刻度,此时液体凹面、视线和刻度应在同一水平面上,凹面与刻度相切,并立即按紧吸量管上口。

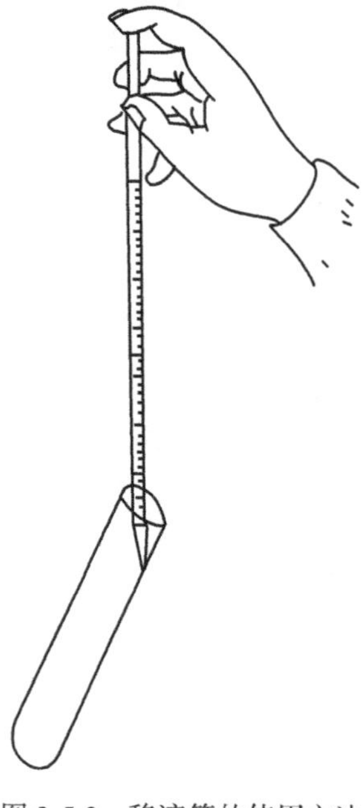

图 2-5-2 移液管的使用方法

(4) 放液:放松食指,让液体自然流入受器内。此时,管尖应接触受器内壁,但不应插入受器内的原有液体之中,以免污染吸量管及试剂。

(5) 洗涤:吸取血液、尿、组织样品及粘稠试剂的吸量管,用后应及时用自来水冲洗干净。晾干水分,再浸泡于铬酸洗液中数小时后,再用流水冲净,最后用蒸馏水冲洗,晾干备用。

## 三、液体的混匀

样品与试剂的混匀是保证化学反应充分进行的一种有效措施。为使反应体系内各物质迅速地互相接触,必须借助于外加的机械作用。混匀时须防止容器内液体溅出或污染。严禁用手指直接堵塞试管口或锥形瓶口震摇。混匀的方式大致有下面几种,可根据使用的器皿和液体容量而选用。

1. 旋转混匀法　适用于锥形瓶、大试管内液体的混匀。操作时手握住容器后,以手腕、肘或肩作轴旋转容器,使管内液体作旋涡运动而混匀。

2. 指弹混匀法　适用于离心管、小试管内液体的混匀。用左手持试管上端,用右手指轻轻弹动试管下部,使管内溶液作旋涡运动;或用右手持试管上端,在左手掌上打击的方法以混匀内容物。

3. 颠倒混匀法　适用于有塞的容量瓶及有塞试管内容物的混匀。一般试管内容物混匀时可用聚乙烯等薄膜封口,再用手按住管口颠倒混匀。

4. 吸量管混匀法　用吸量管将溶液反复吸放数次,使溶液充分混匀。

5. 玻棒搅动法　适用于烧杯,量筒内容物的混匀。其他尚有电磁棒搅拌混匀法和振荡器混匀法等。

## 四、血液标本的采集及抗凝管的制备

### (一) 血液标本的采集

1. 采血时间　由于饮食、活动、情绪波动等生理反应会使血液成分的改变,以影响结果的正确判断,所以生化实验采血一般在早饭前空腹采血,必要时也可在进食4小时后采血。

2. 采取法

(1) 毛细血管(采血部位多在耳垂与手指):先将采血部位用酒精棉球进行消毒、晾干后,用刺血器穿刺采血部位,待血液自动流出,将流出之第一滴血用消毒棉球拭去。继之将血液收集在消毒的小瓶中(收集全血或血浆时,小试管中应加抗凝剂,并使血液与抗凝剂充分混匀。血清标本则不加抗凝剂)。采血时应避免对采血部位过度挤压,以免影响血液中物质的成分。

(2) 静脉血:用消毒好的一次性注射器取血。血液取出后立即将针头拔下,徐徐注入含有适量的抗凝剂的试管内,摇匀。如果需要血清标本则将血液注入干燥的离心管中,待凝固后离心。

(3) 兔耳取血:取家兔一只,将耳缘静脉取血处的毛剪掉,用酒精棉球涂擦,使血管扩张。待晾干后用手术刀片或注射器针头做静脉切口或穿刺,使血液流入抗凝管内。注意随时摇动抗凝管,使血液与抗凝剂充分混合。

### (二) 血液标本的抗凝

凡需要用全血或血浆做血液化学成分检查时必须加抗凝剂,防止血液凝固。最常用的抗凝剂有草酸钾或草酸钠。草酸盐与血液混合后,可迅速与血中钙离子结合成草酸钙,防止血液凝固。但这种抗凝剂不适于血中钾、钠、钙与还原性物质的测定。通常每毫升血液需要1~2mg草酸钾抗凝,为此配成10%的草酸钾溶液。如每管加入0.1ml,可使5~10ml的血液不凝(微量检验用血较少,可配制2%草酸钾液每管加0.1ml,可使1~2ml血液不凝)。加抗凝剂必须适量。如过少,抗凝不足;过多,则影响某些测定的结果。

血液标本取得后应立即进行分析。凡延搁超过半小时,则应放入冰箱(4~6℃)保存。若用血清或血浆,则将血球与血浆或血清分开,再将血浆或血清存于冰箱中保存,备用。

# 第六节　常用生理溶液、实验药品及生化试剂的配置

## 一、常用生理盐溶液的成分及配置

生理溶液为用作实验的标本提供必须的生理环境，如电解质、营养物质和氧气。同时，还为生物标本提供必须的渗透压，维持 pH 恒定的缓冲系统。若生理溶液的配制或选择不当，标本将无法存活。即使存活，标本的反应性也会很差，将影响实验结果的准确性。实际工作表明，生理溶液的选择与配制是影响实验成败的最重要因素之一。

机能实验中常用的生理溶液有数种，其成分和用途各异(表 2-6-1)。配制生理盐溶液的方法是将各成分分别配成一定浓度的基础溶液，然后按表所载分量混合之。

**表 2-6-1　常用生理盐溶液的成分(g)及用途**

| 试剂 | 任氏液 | 乐氏液 | 台氏液 | 生理盐水 | |
|---|---|---|---|---|---|
| | 两栖类 | 两栖类 | 哺乳类(小肠) | 两栖类 | 哺乳类 |
| 氯化钠(NaCl) | 6.50 | 9.00 | 8.00 | 6.50 | 9.00 |
| 氯化钾(KCl) | 0.14 | 0.42 | 0.20 | — | — |
| 氯化钙($CaCl_2$) | 0.12 | 0.24 | 0.20 | — | — |
| 碳酸氢钠($NaHCO_3$) | 0.20 | 0.1~0.3 | 1.00 | — | — |
| 磷酸二氢钠($NaH_2PO_4$) | 0.01 | — | 0.05 | — | — |
| 氯化镁($MgCl_2$) | — | — | 0.10 | — | — |
| 葡萄糖 | 2.00 | 1.0~2.5 | 1.00 | — | — |
| 蒸馏水加至(ml) | 1000.00 | 1000.00 | 1000.00 | 1000.00 | 1000.00 |

应当注意：①配制时先将各种原液(除氯化钙、葡萄糖)混合，而后加入蒸馏水，最后再逐滴加入氯化钙，边加试剂边搅拌，以免形成沉淀。葡萄糖在临用前加入，加入葡萄糖溶液不能久置；②配制成的生理溶液要注意测定与校正溶液的 pH，任氏液应校正到 pH 7.2，乐氏液和台氏液应校正到 pH 7.3~7.4 。

## 二、常用试剂的配制

1. 抗凝剂配制

(1) 柠檬酸钠：又称枸橼酸钠。体外抗凝：常用 3.8% 的浓度，用量为溶液/血液为 1∶9，如用于红细胞沉降率的测定等。急性血压实验常用 5% 浓度。

(2) 肝素：①体外抗凝：取 1% 肝素溶液 0.1ml 于试管内，均匀浸润试管内壁，放入

80~100℃烘箱中烤干备用。5~10ml 血液/管。②体内抗凝:常用量为 5~10mg/kg。

市售肝素注射液浓度为 12 500U/ml,相当于肝素钠 125mg。置于 4℃保存。

2. 碘酊的配制 取碘化钾 1.5g,溶于约 2ml 蒸馏水中,再取 2.0g 碘,加到碘化钾溶液中摇匀,然后加入 95%酒精 73ml,待碘完全溶解后,再加蒸馏水至 100ml 即可。

3. 清洁液的配制 清洁液(洗液)主要成分是重铬酸钾与硫酸,是强氧化剂,一般的有机物如血、油脂等,均可被氧化破坏从而达到洗净玻璃器皿的目的。新鲜清洁液呈棕红色,用的次数过多,重铬酸钾被还原为绿色的硫酸铬,其效力减低。常用的清洁液有以下两种配制方法:

(1) 用粗制浓硫酸(工业硫酸)80 份,放入玻璃烧杯内,加热煮沸,再称取 20 份重铬酸钾(最好碾细),缓慢加入煮沸浓硫酸中,边加边用玻璃棒轻轻搅动,继续加热,直到重铬酸钾完全溶解为止,待冷却后,装入瓶中备用。

(2) 称取重铬酸钾 80g,加入少量蒸馏水加热,使其溶解,待半冷却,缓慢加入粗制硫酸 100ml,然后加蒸馏水至 1000ml 即可,采用此种方法制备时一定要注意安全,切不可把重铬酸钾的水溶液加入硫酸内,否则会引起发热至爆炸事故。

## 三、常用生化试剂配制

### (一) 常用缓冲液的配置(表 2-6-2~表 2-6-6)

**表 2-6-2 氯化钾-盐酸缓冲液**(pH 1.0~2.2)

0.2mol/L 氯化钾 $x$ml+0.2mol/L 盐酸 $y$mol,再加蒸馏水稀释至 100ml

| pH(25℃) | $x$ | $y$ | pH(25℃) | $x$ | $y$ |
|---|---|---|---|---|---|
| 1.0 | 25.0 | 67.0 | 1.7 | 25.0 | 13.0 |
| 1.1 | 25.0 | 58.8 | 1.8 | 25.0 | 10.2 |
| 1.2 | 25.0 | 42.5 | 1.9 | 25.0 | 8.1 |
| 1.3 | 25.0 | 33.6 | 2.0 | 25.0 | 6.5 |
| 1.4 | 25.0 | 26.6 | 2.1 | 25.0 | 5.1 |
| 1.5 | 25.0 | 20.7 | 2.2 | 25.0 | 3.9 |
| 1.6 | 25.0 | 16.2 | | | |

注:氯化钾(KCl),相对分子质量 74.55;0.2mol/L 溶液为 14.91g/L

**表 2-6-3 柠檬酸-柠檬酸钠缓冲液**(pH 3.0~6.2)

| pH | 0.1mol/L 柠檬酸(ml) | 0.1mol/L 柠檬酸钠(ml) | pH | 0.1mol/L 柠檬酸(ml) | 0.1mol/L 柠檬酸钠(ml) |
|---|---|---|---|---|---|
| 3.0 | 82.0 | 18.0 | 4.8 | 40.0 | 60.0 |
| 3.2 | 77.5 | 22.5 | 5.0 | 35.0 | 65.0 |
| 3.4 | 73.0 | 27.0 | 5.2 | 30.5 | 69.5 |
| 3.6 | 68.5 | 31.5 | 5.4 | 25.5 | 74.5 |
| 3.8 | 63.5 | 36.5 | 5.6 | 21.0 | 79.0 |
| 4.0 | 59.0 | 41.0 | 5.8 | 16.0 | 84.0 |
| 4.2 | 54.0 | 46.0 | 6.0 | 11.5 | 88.5 |
| 4.4 | 49.5 | 50.5 | 6.2 | 8.0 | 92.0 |
| 4.6 | 44.5 | 55.5 | | | |

注:柠檬酸($C_6H_8O_7 \cdot H_2O$),相对分子质量 210.14;0.1mol/L 溶液为 21.01g/L

表 2-6-4 巴比妥酸-巴比妥钠缓冲液(pH8.6)

| pH | 离子强度(u) | 巴比妥酸(g) | 巴比妥钠(g) | 加蒸馏水稀释至(ml) |
|---|---|---|---|---|
| 8.6 | 0.1 | 3.68 | 20.60 | 1000 |
| 8.6 | 0.075 | 2.76 | 15.45 | 1000 |
| 8.6 | 0.06 | 2.21 | 12.36 | 1000 |
| 8.6 | 0.05 | 1.84 | 10.30 | 1000 |

表 2-6-5 磷酸氢二钠-磷酸二氢钠缓冲液(pH 5.8~8.0)

| pH | 0.2mol/L 磷酸氢二钠(ml) | 0.2mol/L 磷酸二氢钠(ml) | pH | 0.2mol/L 磷酸氢二钠(ml) | 0.2mol/L 磷酸二氢钠(ml) |
|---|---|---|---|---|---|
| 5.8 | 8.0 | 92.0 | 7.0 | 61.0 | 39.0 |
| 5.9 | 10.0 | 90.0 | 7.1 | 67.0 | 33.0 |
| 6.0 | 12.3 | 87.7 | 7.2 | 72.0 | 28.0 |
| 6.1 | 15.0 | 85.0 | 7.3 | 77.0 | 23.0 |
| 6.2 | 18.5 | 81.5 | 7.4 | 81.0 | 19.0 |
| 6.3 | 22.5 | 77.5 | 7.5 | 84.0 | 16.0 |
| 6.4 | 26.5 | 73.5 | 7.6 | 87.0 | 13.0 |
| 6.5 | 31.5 | 68.5 | 7.7 | 89.5 | 10.5 |
| 6.6 | 37.5 | 62.5 | 7.8 | 91.5 | 8.5 |
| 6.7 | 43.5 | 56.5 | 7.9 | 93.0 | 7.0 |
| 6.8 | 49.0 | 51.0 | 8.0 | 94.7 | 5.3 |
| 6.9 | 55.0 | 54.0 | | | |

注:磷酸氢二钠($Na_2HPO_4$),相对分子质量 141.958;0.2mol/L 溶液为 28.39g/L。或($Na_2HPO_4 \cdot 2H_2O$),相对分子质量 178.05;0.2mol/L 溶液为 35.61g/L。或($Na_2HPO_4 \cdot 12H_2O$),相对分子质量 358.22;0.2mol/L 溶液为 71.64g/L。磷酸二氢钠($NaH_2PO_4 \cdot H_2O$),相对分子质量 138.01;0.2mol/L 溶液为 27.6g/L。或($NaH_2PO_4 \cdot 2H_2O$),相对分子质量 156.03;0.2mol/L 溶液为 31.21g/L

表 2-6-6 磷酸氢二钾-磷酸二氢钠缓冲液(pH 5.8~8.2)

| pH | 1/15mol/L 磷酸氢二钠(ml) | 1/15mol/L 磷酸二氢钾(ml) | pH | 1/15mol/L 磷酸氢二钠(ml) | 0.2mol/L 磷酸二氢钾(ml) |
|---|---|---|---|---|---|
| 5.8 | 8.0 | 92.0 | 7.1 | 66.6 | 33.4 |
| 5.9 | 9.9 | 90.1 | 7.2 | 72.0 | 28.0 |
| 6.0 | 12.2 | 87.8 | 7.3 | 76.8 | 23.2 |
| 6.1 | 15.3 | 84.7 | 7.4 | 80.8 | 19.2 |
| 6.2 | 18.6 | 81.4 | 7.5 | 84.1 | 15.9 |
| 6.3 | 22.4 | 77.6 | 7.6 | 87.0 | 13.0 |
| 6.4 | 26.7 | 73.3 | 7.7 | 89.4 | 10.6 |
| 6.5 | 31.8 | 68.2 | 7.8 | 91.5 | 8.5 |
| 6.6 | 37.5 | 62.5 | 7.9 | 93.2 | 6.8 |
| 6.7 | 43.5 | 56.5 | 8.0 | 94.7 | 5.3 |
| 6.8 | 49.6 | 50.4 | 8.1 | 95.8 | 4.2 |
| 6.9 | 55.4 | 44.6 | 8.2 | 97.0 | 3.0 |
| 7.0 | 61.1 | 38.9 | | | |

注:磷酸氢二钠($Na_2HPO_4$),相对分子质量 141.958;1/15mol/L 溶液为 9.496g/L。或($Na_2HPO_4 \cdot 2H_2O$),相对分子质量 178.05;1/15mol/L 溶液为 11.876g/L。或($Na_2HPO_4 \cdot 12H_2O$),相对分子质量 358.22;1/15mol/L 溶液为 23.881g/L。磷酸二氢钾($KH_2PO_4 \cdot H_2O$),相对分子质量 136.09;1/15mol/L 溶液为 9.078g/L

### （二）常用摩尔溶液的配制

1. 1摩尔草酸溶液　精确称取草酸（$H_2C_2O_4 \cdot 2H_2O$，A. R.）126. 068g，用蒸馏水溶解后，倾入1000ml容量瓶中，加蒸馏水至刻度，混匀。

2. 1摩尔氢氧化钠溶液　称取氢氧化钠100g，置于烧杯中，加蒸馏水200ml使之溶解。冷却后，倒入有橡皮塞的三角烧瓶内，静置1周，使其中所含碳酸盐析出。取上清液100ml，用蒸馏水稀释至1000ml，用1%酚酞作指示剂，以上述草酸溶液标定。

3. 常用1摩尔浓度的酸的配制（表2-6-7）

**表2-6-7　常用1摩尔浓度的酸的配制**

| 名称 | 化学式 | 相对分子质量 | 密度 | 百分比浓度（%） | 约相当于摩尔数（W/W） | 配1mol/L所需毫升数 |
|---|---|---|---|---|---|---|
| 盐酸 | HCl | 36. 46 | 1. 19 | 37. 6 | 12 | 84 |
| 硫酸 | $H_2SO_4$ | 98. 08 | 1. 84 | 97. 0 | 18 | 56 |
| 硝酸 | $HNO_3$ | 63. 02 | 1. 42 | 70. 0 | 16 | 63 |
| 磷酸 | $H_3PO_4$ | 98. 06 | 1. 71 | 85. 0 | 15 | 67 |
| 冰醋酸 | $CH_3COOH$ | 60. 05 | 1. 05 | 99. 6 | 17 | 59 |

注：配制后，以0. 2%的甲基橙为指示剂，用相近浓度已标定过的碱进行标定

4. 常用1摩尔浓度的碱的配制（表2-6-8）

**表2-6-8　常用1摩尔浓度的碱的配制**

| 名称 | 化学式 | 相对分子质量 | 密度 | 百分比浓度（%） | 约相当于摩尔数（W/W） | 配1mol/L所需毫升数 |
|---|---|---|---|---|---|---|
| 氨水 | $NH_4OH$ | 35. 05 | 0. 9 | 28 | 15 | 67 |
| 氢氧化钠 | NaOH | 40. 0 | 配制方法见前述 | | | |
| 氢氧化钾 | KOH | 56. 1 | 配制方法同氢氧化钠 | | | |

注：配制后，以0. 1%的酚酞作指示剂，用相近已知浓度的草酸标定

## 四、常用生化正常值（表2-6-9）

**表2-6-9　常用生化正常值**

| 检测项目 | 方法 | 标本 | 正常值 | |
|---|---|---|---|---|
| | | | 国际单位制 | 惯用单位制 |
| 球蛋白 | | | 20～30g/L | 2. 0～3. 0g/dl |
| A/G比值 | | | 1. 5～2. 5 | |
| 血清蛋白电泳 | 醋酸纤维膜法 | | | |

续表

| 检测项目 | 方法 | 标本 | 正常值 | |
|---|---|---|---|---|
| | | | 国际单位制 | 惯用单位制 |
| 白蛋白 | | | 0.61～0.71 | 61%～71% |
| 球蛋白 $\alpha_1$ | | | 0.03～0.04 | 3%～4% |
| $\alpha_2$ | | | 0.06～0.10 | 6%～10% |
| $\beta$ | | | 0.07～0.11 | 7%～11% |
| $\gamma$ | | | 0.09～0.18 | 9%～18% |
| 血清总脂 | | 成人 | 4～7g/L | 0.4～0.7g/dl |
| | | 儿童 | 3～6g/L | 0.3～0.69g/dl |
| 游离脂肪酸 | | 血清 | 0.2～0.6mmol/L | 0.2～0.6mg/L |
| 总胆固醇 | | 血清 | 2.8～5.95mmol/L | 110～230mg/dl |
| 胆固醇酯 | | 血清 | 2.24～3.38mmol/L | 90～130mg/dl |
| HDLC | | 血清 | 0.78～2.2mmol/L | 30～85mg/dl |
| LDLC | | 血清 | 1.56～5.72mmol/L | 60～220mg/dl |
| 磷脂 | | 血清 | 1.4～2.7mmol/L | 110～210mg/dl |
| 甘油三酯 | | 血清 | 0.22～1.21mmol/L | 20～110mg/dl |
| 脂蛋白电泳 | | 血清 | | |
| CM | | | 阴性 | |
| HDL | | | 0.30～0.40 | 30%～40% |
| LDL | | | 0.50～0.60 | 50%～60% |
| VLDL | | | 0.13～0.25 | 13%～25% |
| 免疫球蛋白 | | 血清 | | |
| IgG | | | 7.60～16.60g/L | 760～1660mg/dl |
| IgA | | | 0.71～3.35g/L | 71～335mg/dl |
| IgM | | | 0.40～2.12g/L | 40～212mg/dl |
| IgD | | | 0.01～0.04g/L | 1～4mg/dl |
| IgE | | | 0.001～0.009g/L | 0.1～0.9mg/dl |
| 硫酸锌浊度试验 | | 血清 | 4～12U | |
| 麝香草酚浊度试验 | | 血清 | 0～6U | |
| 黄疸指数 | | 血清 | 4～6U | |
| 总胆红素 | | 血清 | 3.4～17.1μmol/L | 0.2～1.0mg/dl |
| 直接胆红素 | | | 0～6.8μmol/L | 0～0.4mg/dl |
| 间接胆红素 | | | 3.4～10.26μmol/L | 0.2～0.6mg/dl |
| 谷丙转氨酶 | Kanmen 法 | 血清 | 5～25U | |

续表

| 检测项目 | 方法 | 标本 | 正常值 | |
|---|---|---|---|---|
| | | | 国际单位制 | 惯用单位制 |
| 谷草转氨酶 | Kanmen 法 | 血清 | 8～28U | |
| 乳氨脱氢酶同工酶 | 醋纤膜电泳 | 血清 | | |
| $LDH_1$ | | | 0. 24～0. 34 | |
| $LDH_2$ | | | 0. 35～0. 44 | |
| $LDH_3$ | | | 0. 19～0. 27 | |
| $LDH_4$ | | | 0～05 | |
| $LDH_5$ | | | 0～0. 02 | |
| 乳酸脱氢酶总活性 | | | 150～450U | |
| 碱性磷酸酶 | Bodansky 法 | | 1. 5～4. 0U | |
| 酸性磷酸酶 | Bodansky 法 | 血清 | 0～1. 1U | |
| 淀粉酶 | Somogyi 法 | 血清 | 40～180U | |
| | | 尿 | 80～300U/h | |
| | Winsloy 法 | 血清 | 8～64U | |
| | | 尿 | 8～32U | |
| 磷酸肌酸激酶 | 素机磷法 | 血清 | 0～2000U/L | 0～200U/dl |
| 5′-核苷酸酶 | | 血清 | 27～283μmol/L | 1. 6～17IU |
| 尿 17-KS | | 男 | 34. 7～69. 4μmol/24h | 10～20mg/24h |
| | | 女 | 17. 5～52. 5μmol/24h | 5～15mg/24h |
| 尿 17-OH | | 男 | 13. 8～41. 4μmol/24h | 5～15mg/24h |
| | | 女 | 11～27. 6μmol/24h | 4～10mg/24h |
| 胰岛素 | | 血浆 | 38. 75～143. 50pmol/L | 5～20U/ml |

## 五、常用生化单位换算表

国际单位制中规定表示物质的量的基本单位用摩尔(mole,代号摩或 mol)。关于浓度,在国际上早有建议使用物质的量浓度单位,而不用质量浓度单位,既主张统一用摩尔/升(mol/L),包括毫摩/升(mmol/L)、微摩/升(μmol/L)、纳摩/升(nmol/L)等,只有相对分子质量未知的物质可暂用质量浓度单位。

下表列举临床生化常用物质浓度的惯用单位与法定单位(国际制单位)间的换算关系。表中“惯×系数→SI”项下的数字与惯用单位值相乘,即得国际制单位值,“SI×系数→惯”项下的数字与国际制单位值相乘,即得惯用单位值,表中附记一些物质的相对分子质量或相对原子质量,以便读者核对换算关系及其他有关计算使用(表 2-6-10)。

**表 2-6-10 常用生化单位换算表**

| 物质(附相对分子质量) | 惯用单位名称 | 法定单位(国际单位 SI)名称 | 换算关系 | |
|---|---|---|---|---|
| | | | 惯×系数→SI | SI×系数→惯 |
| 尿素 | mg% | mmol/L | 0. 166 5 | 6. 006 |
| 60. 055 4 | mg/L | mmol/L | 0. 016 65 | 60. 056 |
| | g/L | mmol/L | 16. 651 | 0. 060 06 |
| | g/24h | mmol | 16. 651 | 0. 060 06 |
| 尿素氮 | mg% | mmol/L | 0. 357 0 | 2. 801 |
| N:14. 0067 | mg/L | mmol/L | 0. 003 57 | 28. 013 |
| | mg/24h | mmol | 0. 035 70 | 28. 013 |
| | g/24h | mmol | 35. 697 | 0. 028 01 |
| 氨 | mg% | μmol/L | 587. 19 | 0. 001 703 |
| 17. 0304 | mg% | mmol/L | 0. 587 2 | 1. 703 |
| | mg/24h | mmol | 0. 0587 | 17. 03 |
| 非蛋白氮 | mg% | mmol/L | 0. 713 9 | 1. 401 |
| N:14. 0067 | mg/L | mmol/L | 0. 071 39 | 14. 007 |
| | mg/24h | mmol | 0. 071 39 | 14. 007 |
| 氯化物(Cl) | mEq/L | mmol/L | 1 | 1 |
| 35. 453 | mg% | mmol/L | 0. 282 1 | 3. 545 |
| | g/L | mmol/L | 28. 206 | 0. 035 46 |
| | mEq/24h | mmol | 1 | 1 |
| | g/24h | mmol | 28. 206 | 0. 035 45 |
| 无机磷 | mg% | mmol/L | 0. 3220 | 3. 097 |
| 30. 973 8 | mg/L | mmol/L | 0. 032 29 | 30. 974 |
| | mg/24h | mmol | 0. 032 29 | 30. 974 |
| 钠($Na^+$) | mEq/L | mmol/L | 1 | 1 |
| 22. 9898 | mg% | mmol/L | 0. 4350 | 2. 290 |
| | g/L | mmol/ | 43. 498 | 0. 022 90 |
| | mEq/24h | mmol | 1 | 1 |
| | g/24h | mmol | 43. 498 | 0. 022 99 |
| 钾($K^+$) | mEq/L | mmol/L | 1 | 1 |
| 39. 098 | mg/L | mmol/L | 0. 025 58 | 39. 098 |
| | mEq/24h | mmol | 1 | 1 |
| | g/24h | mmol | 25. 577 | 0. 039 10 |

续表

| 物质(附相对分子质量) | 惯用单位名称 | 法定单位(国际单位 SI)名称 | 换算关系 | |
|---|---|---|---|---|
| | | | 惯×系数→SI | SI×系数→惯 |
| 钙($Ca^{2+}$) | mEq/L | mmol/L | 0. 5 | 2 |
| 40. 08 | mg% | mmol/L | 0. 2495 | 4. 008 |
| | mg/L | mmol/L | 0. 024 95 | 40. 08 |
| | mEq/24h(尿) | mmol | 0. 5 | 2 |
| | mg/24h(尿) | mmol | 0. 024 95 | 40. 08 |
| 镁($Mg^{2+}$) | mEq/L | mmol/L | 0. 5 | 2 |
| 24. 305 | mg% | mmol/L | 0. 4114 | 2. 431 |
| | mg/L | mmol/L | 0. 041 14 | 24. 305 |
| | mEq/24h(尿) | mmol | 0. 5 | 2 |
| | mg/24h(尿) | mmol | 0. 041 14 | 24. 305 |
| 葡萄糖 | mg% | mmol/L | 0. 055 51 | 18. 016 |
| 180. 157 | g/L | mmol/L | 5. 551 | 0. 1802 |
| | g/24h(尿) | mmol | 5. 551 | 0. 182 |
| 总脂 | mg% | g/L | 0. 01 | 100 |
| 总胆固醇 | mg% | mmol/L | 0. 025 86 | 3867 |
| 366. 66 | g/L | mmol/L | 2. 586 | 0. 3867 |
| 磷脂 | g/L | mmol/L | 1. 292 | 0. 7740 |
| 平均 774 | 磷,mg% | mmol/L | 0. 3229 | 3. 0973 |
| 磷 原子量 30. 9736 | 磷,mg/L | mmol/L | 0. 032 29 | 30. 974 |
| 三脂酰甘油 | mg% | mmol/L | 0. 011 29 | 88. 545 |
| 885. 445 | g/L | mmol/L | 1. 129 | 0. 8854 |
| 脂蛋白 | mg% | g/L | 0. 01 | 100 |
| 尿胆素原 592. 7338 | mg/24h(尿) | μmol | 1. 637 | 0. 5927 |
| 总胆红素 | mg% | μmol/L | 17. 104 | 0. 058 47 |
| 584. 671 | mg/L | μmol/L | 1. 7104 | 0. 5847 |
| 血红蛋白 | g% | mmol/L | 0. 6206 | 1. 611 |
| Hb(Fe)16 114. 5 | g/L | mmol/L | 0. 062 06 | 16. 115 |
| 148g/L | % | mmol/L | 0. 09 184 | 10. 888 |
| | g% | g/L | 10 | 0. 1 |
| 纤维蛋白原 | mg% | μmol/L | 0. 029 41 | 34. 000 |
| 340 000 | g% | μmol/L | 29. 412 | 0. 034 00 |
| | mg% | g/L | 0. 01 | 100 |

续表

| 物质(附相对分子质量) | 惯用单位名称 | 法定单位(国际单位 SI)名称 | 换算关系 | |
|---|---|---|---|---|
| | | | 惯×系数→SI | SI×系数→惯 |
| | g% | g/L | 10 | 0. 1 |
| 总蛋白 | g% | g/L | 10 | 0. 1 |
| | mg% | g/L | 0. 01 | 100 |
| 清蛋白 | g% | g/L | 10 | 0. 1 |
| 690 00 | g% | μmol/L | 144. 928 | 0. 006 900 |
| | g/L | μmol/L | 14. 493 | 0. 069 00 |
| 尿酸 | mg% | μmol/L | 59. 484 | 0. 016 81 |
| 168. 112 | mg% | mmol/L | 0. 059 48 | 16. 811 |
| | mg/L | μmol/L | 5. 948 | 0. 1681 |
| | mg/24h(尿) | mmol | 0. 000 594 8 | 168. 112 |
| 肌酸 | mg% | μmol/L | 76. 258 | 0. 013 11 |
| 131. 134 | mg/L | μmol/L | 7. 626 | 0. 1311 |
| | mg/24h(尿) | μmol | 7. 626 | 0. 1311 |
| 肌酸酐 | mg% | μmol/L | 88. 402 | 0. 011 31 |
| 113. 119 | mg/L | μmol/L | 8. 840 | 0. 1131 |
| | mg/24h(尿) | mmol | 0. 008 840 | 113. 110 |
| 铜($Cu^{2+}$) | μg% | μmol/L | 0. 1574 | 6. 355 |
| 63. 546 | mg/L | μmol/L | 15. 737 | 0. 063 55 |
| | μg/24h(尿) | μmol | 0. 0157 | 0. 6355 |
| 铁($Fe^{2+}$) | μg% | μmol/L | 0. 1791 | 5. 585 |
| 55. 847 | mg% | μmol/L | 17. 906 | 0. 055 86 |
| 二氧化碳结合力($CO_2CP$) | mEq/L | mmol/L | 1 | 1 |
| | vol/L | mmol/L | 0. 4492 | 2. 226 |
| 碱过剩(B,E) | mEq/L | mmol/L | 1 | 1 |
| 实际碳酸氢盐(A,B) | mEq/L | mmol/L | 1 | 1 |
| 缓冲碱(B,B) | mEq/L | mmol/L | 1 | 1 |
| 蛋白结合碘(PBI) | μg% | nmol/L | 78. 800 | 0. 012 69 |
| 126. 904 | μg/L | nmol/L | 7. 880 | 0. 1269 |
| 17-酮与生酮类固醇(按脱氢表雄酮 288. 429 计) | mg/24h(尿) | μmol | 3. 467 | 0. 2884 |
| 17-羟类固醇(按氢化可的松 361. 465 计) | mg/24h(尿) | μmol | 2. 759 | 0. 3625 |

## 六、化学试剂纯度分级(表 2-6-11)

表 2-6-11　化学试剂纯度分级

| 规格 | 一级试剂 | 二级试剂 | 三级试剂 | 四级试剂 |
|---|---|---|---|---|
| 标准 | 保证试剂<br>GR<br>(绿色标签) | 分析纯<br>AR<br>(红色标签) | 化学纯<br>CP<br>(蓝色标签) | 实验试剂<br>LR |
| 用途 | 纯度最高,杂质最少,适用于最精确的分析和研究 | 纯度较高,杂质较少,适用于精确的微量分析 | 质量略低于二级试剂,适用于一般的微量分析 | 纯度较低,用于一般的定性检验 |

# 第七节　常用实验仪器的原理与使用

## 一、BL-420 生物机能实验系统

实验手段和设备的不断更新,促进了机能学实验研究的发展。计算机是一种现代化、高科技的自动信息分析、处理设备。利用计算机采集、处理生物信息,让计算机进入机能学实验室已成为必然趋势。在介绍 BL-420 生物机能实验系统之前,我们先简要介绍计算机在机能学实验中的应用。

1. 计算机应用的一般过程　通常人们把电子的、机械的以及磁性的各种部件所组成的计算机实体称为"硬件",如输入设备、中央处理器(CPU)、内存储器、外存储器、输出设备等。而把指挥计算机工作的各种程序和数据称为"软件"。

在实际使用时,首先从输入设备键盘、鼠标、磁盘将程序及数据送入内存,再输入让程序运行的命令,这时中央处理器就按照内存中程序的安排,从中取出数据到运算器内进行运算、处理,并将结果送回内存中保存。同时,将运行的结果按照要求通过输出设备显示、打印出来,也可以送到磁盘上储存起来。由此可见,计算机是按照人们的要求来完成程序规定的任务。

2. 生物信息的采集、处理过程　计算机采集、处理生物信息的一般过程如图 2-7-1 所示。

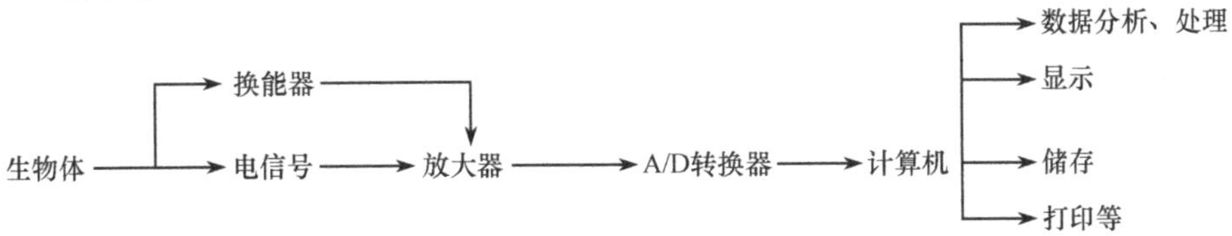


图 2-7-1　计算机采集、处理生物信息的一般过程

生物体产生的信息形式多种多样，通常除生物电可直接送入放大器外，其他的生物信息必须经过换能器换能，将这些信息转换成电信号，才能送入放大器。信号经生物放大器放大、滤波器滤波处理后，计算机按一定的时间间隔对连续的生物信号由 A/D 转换器进行采样收集，即将模拟信号（analog signal）转换成计算机能接受的数字信号（digital signal）。而 A/D 转换所需时间，决定系统最高采样速率。经计算机处理后这些离散数字序列，由显示器显示并连接成线。这就是我们观察到的生物信号。这些信号可以通过磁盘储存、打印，同时也可以对这些信号进行处理。

BL-420 生物机能实验系统是一种智能化的四通道生物信号采集、显示及数据处理系统。它具有记录仪+示波器+放大器+刺激器+心电图仪等传统的机能实验常用仪器的全部功能，并且具有传统仪器所无法实现的数据分析功能。该系统以中文操作系统 Win98 为基础，实现全图形化界面的鼠标操作。此外，它还具有自动分析、参数预置、操作提示等功能。

### （一）BL-420 生物机能实验系统功能特点

1. 采用 12 位 A/D 转换器，最高采样速率可达 100kHz。

2. 四通道高增益（2~50 000 倍），低噪声，程控的生物电放大器。各通道扫描速度分别可调。

3. 程控电刺激器，包括电压输出（0~100V，步长最小达 5mV）和电流输出（0~10mA，步长最小达 1μA）两种模式。

4. 程控全导联心电选择。

5. 以中文 Win2000 为软件平台，全中文图形化操作界面。

6. 网络控制功能，可实现教师与学生在计算机上直接对话。

7. 以生理实验为基础，预设置了 9 个系统共 55 个实验模块。

8. 独特的双视显示功能，可实现实时实验生物波形与实验记录波形同时对比观察的功能。

9. 数据分析功能，可实时地对原始生物信号以及储存在磁盘上的反演信号进行积分、微分、频谱、频率直方等运算、分析，并同步显示该处理后的图形。

10. 测量功能对信号进行实时测量、光标测量、两点测量以及区间测量，可测量出多项生物指标，如：最大、最小以及平均值，信号的频率、面积、变化率以及持续时间等，且可将测量结果数据或原始数据导出到 Excel 或 ht 文件中。

11. 数据反演功能。在反演数据过程中，可用鼠标拖动数据查找滚动条进行快速查找，并可对反演信号进行数据、图形剪辑。

12. 有打印单、多通道的实验数据功能。在打印时，还可进行图形比例压缩，确定打印位置。

## （二）BL-420 生物机能实验系统使用指南

为尽快掌握 BL-420 生物机能系统，使我们的实验能顺利完成，首先需要熟悉 BL-420 生物机能实验系统的软件——BL-NewCentury.exe 的操作主界面，熟悉主界面上各个部分的用途、功能，为以后实验操作做好准备。下面将介绍 BL-NewCentury 软件主界面上各个部分的功能。

1. 主界面（图 2-7-2）　主界面从上到下依次主要分为：标题条、菜单条、工具条、波形显示区、数据滚动条及反演按钮区、状态条等 6 个部分；从左到右主要分为：增益、标尺调节区、波形显示区和分时复用区三个部分。波形显示区可以通过鼠标拖动左、右视分隔条，同时显示反演波形和实时观察的生物波形（左视显示实时记录下来的生物波形，右视显示实时的生物波形）。在标尺调节区的上方是刺激器调节区，其下方则是 Mark 标志区。分时复用区包括：控制参数调节区、显示参数调节区、通用信息显示区和专用信息显示区四个分区，它们分时占用屏幕右边相同的一块显示区域，可以通过分时复用区顶端的 4 个切换按钮在这 4 个不同用途的

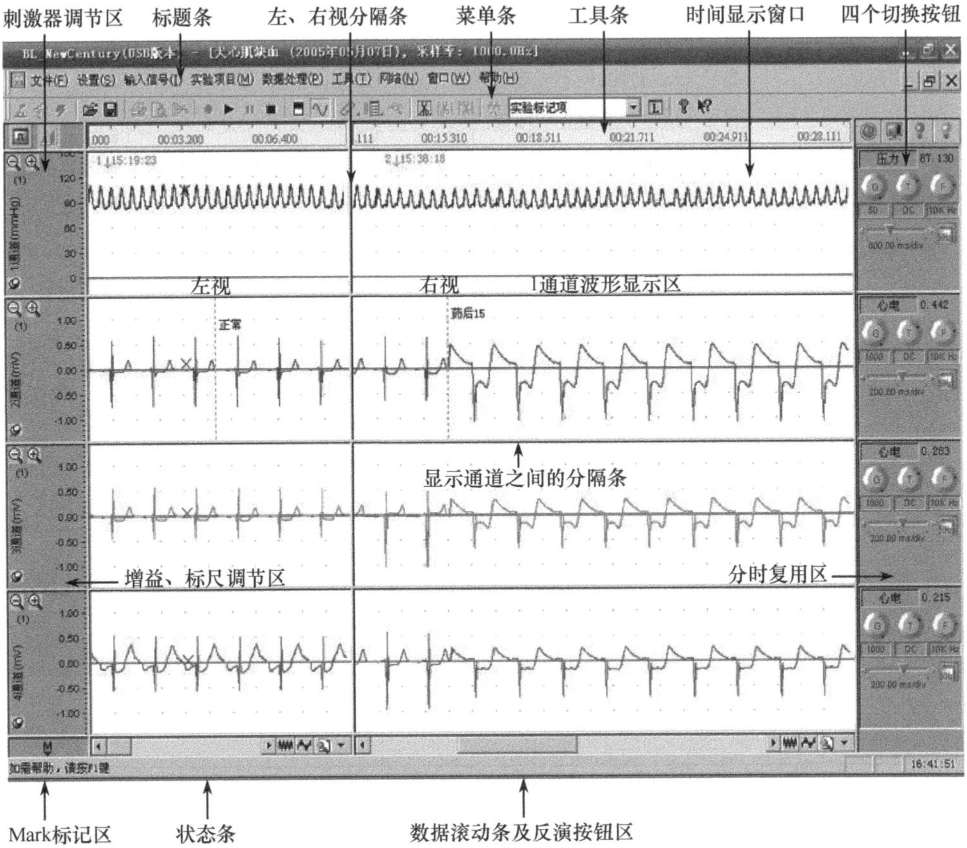


图 2-7-2　BL-NewCentury.exe 的操作主界面

区域之间进行切换。分时复用区的下方是特殊实验标记选择区。各部分功能详见表 2-7-1。

表 2-7-1 BL-420 软件主界面上各部分功能清单

| 名 称 | 功 能 | 备 注 |
|---|---|---|
| 刺激器调节区 | 调节刺激器参数及启动、停止刺激 | 包括两个按钮 |
| 标题条 | 显示软件名称及实验标题等相关信息 | |
| 菜单条 | 显示软件中所有的顶层菜单项,您可以选择其中的某一菜单项以弹出其子菜单。最底层的菜单项代表一条命令 | 菜单条中一共有 9 个顶层菜单项 |
| 工具条 | 一些最常用命令的图形表示集合,它们使常用命令的使用变得方便与直观 | 其中包含有下拉式按钮 |
| 左、右视分隔条 | 用于分隔和调节左、右视大小 | 左、右视面积之和相等 |
| 时间显示窗口 | 显示记录数据的时间 | 数据记录和反演时显示 |
| 四个切换按钮 | 用于在四个分时复用区中进行切换 | |
| 增益、标尺调节区 | 在实时实验过程中调节硬件增益,选择标尺单位及调节标尺基线位置 | |
| 波形显示区 | 显示生物信号的原始波形或处理后的波形,每一个显示窗口对应一个实验采样通道 | |
| 显示通道之间的分隔条 | 用于分隔不同的波形显示通道,也是调节波形显示通道高度的调节器 | 4 个显示通道的面积之和相等 |
| 分时复用区 | 包含硬件参数调节区、显示参数调节区、通用信息区以及专用信息区四个分时复用区域 | 这些区域占据屏幕右边相同的区域 |
| Mark 标记区 | 用于存放 Mark 标记和选择 Mark 标记 | Mark 标记在光标测量时使用 |
| 状态条 | 显示当前系统命令的执行状态或一些提示信息 | |
| 数据滚动条及反演按钮区 | 用于实时实验和反演时快速数据查找和定位,同时调节四个通道的扫描速度 | 实时实验中显示简单刺激器调节参数 |

2. 生物信号显示窗口 生物信号显示窗口如图 2-7-3 所示,其窗口说明详见表 2-7-2。

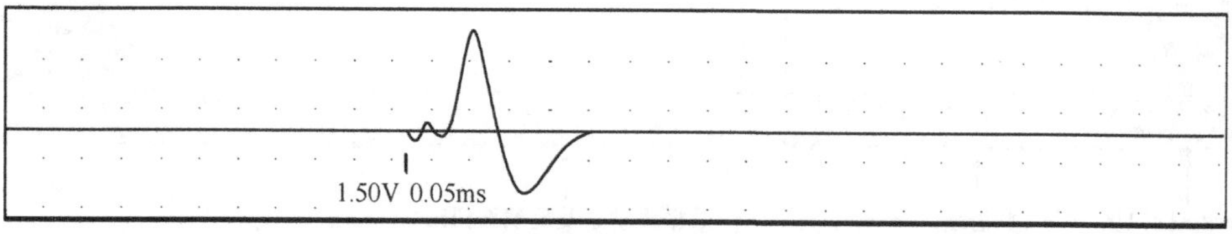


图 2-7-3 生物信号显示窗口

**表 2-7-2 生物信号波形显示窗口各部分功能一览表**

| 名 称 | 功 能 | 备 注 |
|---|---|---|
| 标尺基线 | 生物信号的参考零点,其上为正,其下为负 | |
| 波形显示 | 显示采集到的生物信号波形或处理后的结果波形 | 参见图 2-7-3 |
| 背景标尺点 | 波形幅度大小和时间长短的参考刻度线或点 | 其类型和颜色可选 |

3. 工具条 工具条如下图 2-7-4 所示。

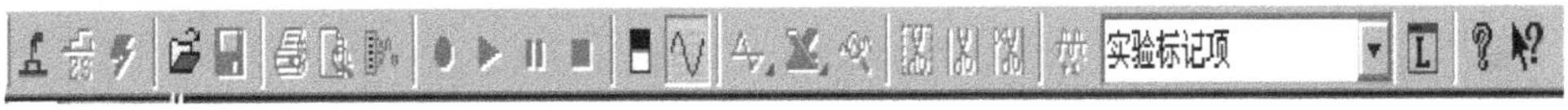


图 2-7-4 工具条

工具条和命令菜单的含义相似,它是一些命令的集合。工具条上的每一个按钮对应一条命令。当工具条按钮以灰色效果出现时,表明该工具条按钮当前不可使用。部分工具条命令的详细说明见表 2-7-3。

**表 2-7-3 工具条各按钮功能**

| 图标 | 名 称 | 功 能 说 明 |
|---|---|---|
|  | 系统复位命令 | 该命令可以使调混乱的系统恢复到初始状态 |
|  | 零速采样命令 | 该命令可实现零扫描速度下的数据采样功能。所谓零速采样是指在扫描速度为零的情况下,仍然进行数据采样,并且将最新采样的数据显示在信息显示窗口内,此时,我们可以观察到最新数据的变化规律,但是整个波形并不向前移动。零速采样功能适用于变化非常缓慢的生物信号。在零速采样的情况下,数据不能记录、存盘 |
|  | 反演数据读取 | 执行此命令,可以调出以前实验存储在计算机内的原始数据,重现原始的实验波形 |
|  | 另存为命令 | 该功能可以将正在反演的文件另外起一个名字进行存储,或者将该文件存储到另外的位置 |
|  | 打印命令 | 选择该命令,会弹出“定制打印对话框”对话框,根据实验和打印效果的需要,选择对话框内的功能 |
|  | 打印预览 | 预览显示所打印的图形<br>执行“打印”和该命令时需注意,当在进行数据反演或实验观察时,需要将通道窗口激活。激活方法:在任何一个数据显示窗口鼠标左键单击即可 |
|  | 打开上一次实验设置 | 在需要重复上一次的相同实验而不想进行繁琐的设置时,选择该命令,计算机将自动把实验参数设置成与上一次实验时完全相同,并且自动启动数据采集与波形显示 |

续表

| 图标 | 名 称 | 功 能 说 明 |
|---|---|---|
|  | 记录存盘命令 | 当激活该命令中心圆标变为凹下时,表示记录存盘状态;恢复时系统处于观察状态而不进行记录存盘 |
|  | 启动扫描显示 | 该命令将启动数据采集,并将采集到的实验数据显示在计算机屏幕上;如果数据采集处于暂停状态,选择该命令,将继续启动波形显示 |
|  | 暂停图形扫描 | 该命令将暂停数据采集和波形扫描显示 |
|  | 结束实验命令 | 该命令将结束本次实验,退出记录,观察状态 |
|  | 背景颜色切换 | 通过该命令,显示通道的背景颜色将在黑色和白色这两种常见的颜色中进行切换 |
|  | 隐、显标尺格线 | 通过该命令,可以显示或隐藏背景的标尺格线 |
|  | 添加标记命令 | 在实验过程中,单击该命令时,会在波形显示窗口的顶部添加一个实验标记,标记的编号数值从 1 开始顺序进行 |
|  | 两点测量命令 | 它与"数据处理"菜单中的"两点测量"命令功能相同 |
|  | 区间测量 | 它与"数据处理"菜单中的"区间测量"命令功能相同 |
|  | 通用标记时间显示开关 | 这是一个双态命令,当它处于按下状态时,在添加通用标记的同时,标记符号的旁边将显示此刻的绝对时间;当它处于弹起状态时,表示在添加通用标记时,不显示时间 |
|  | 特殊实验标记时间显示开关 | 这是一个双态命令,当它处于按下状态时,在添加的特殊实验标记的同时,下边将显示添加特殊实验标记时刻的绝对时间;当它处于弹起状态时,表示在添加特殊实验标记时,不显示当前时间 |
|  | 及时帮助按钮 | 当选择该按钮后,鼠标指针变成一个带问号的箭头,此时用鼠标指向屏幕的不同部分,按下鼠标左键,将弹出关于指定部分的帮助信息 |

4. 两个典型顶级菜单项

(1)"文件"菜单项:文件菜单中包含有打开、另存为、打开配置、保存配置、打开上一次实验配置、高效记录方式、删除文件、打印、打印预览、打印设置、最近文件和退出等 12 个命令。各命令功能参阅工具条相同命令。

(2)"设置"菜单条(图 2-7-5)

1)工具条:该子菜单内包含两个子命令:标准工具条和定制。标准工具条是一个开关命令,用于打开和关闭该软件的标准工具条。定制菜单命令的作用是自定义该软件的菜单命令。

2)状态栏:该命令用于打开和关闭此软件窗口底部显示信息的状态栏。

3)实验标题:可以通过该命令来改变实验题目,还可以为同一个实验设置第二个实验标题。

4）相关数据：可以通过该命令来设置一些与本实验相关的数据，如动物名称、体重、麻醉剂量等。

5）实验人员：该功能可以输入参加实验的人员名单和组号，并通过计算机打印在实验结果上。

6）记滴时间：它用于选择统计记滴的单位时间，即每次在您选定的时间内统计尿滴数。

7）定制打印对话框：其说明与“工具条”中的“打印”命令相同。

8）光标类型：光标类型是指单点测量时依附；每个通道波形曲线上的测量光标，有 6 种光标类型供选择。

9）设置记录时间：该命令是设置计算机目动记录存盘时间。

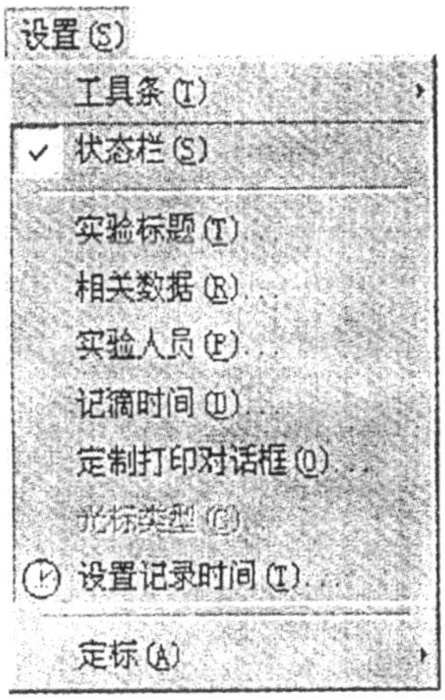


图 2-7-5　“设置”菜单

10）定标：给该软件系统定出标准参考值（方法略）。

5. 分时显示复用区　分时显示复用区如 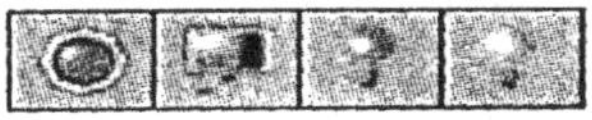 所示。

在 BL-NewCentury 软件主界面的最右边是一个分时显示复用区。在该区域内包含有 4 个不同的分时显示复用区域：控制参数调节区 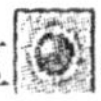（调节增益滤波、扫描速度等）、显示参数调节区 （调节显示区内信号、背景等的颜色）、通用信息显示区  和专用信息显示区 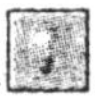，它们通过分时显示复用区域顶部的切换按钮进行切换。通用信息显示区显示的测量类型是相同的，测量的参数包括：当前值、时间、心率、最大值、最小值、平均值、峰值、面积、最大上升速率（$d_{max}/t$）和最大下降速率（$d_{min}/t$）等。专用信息显示区用于某些实验模块专用的数据测量结果，比如血流动力学实验、心肌细胞动作电位等。

6. 滚动条　滚动条如图 2-7-6 所示。

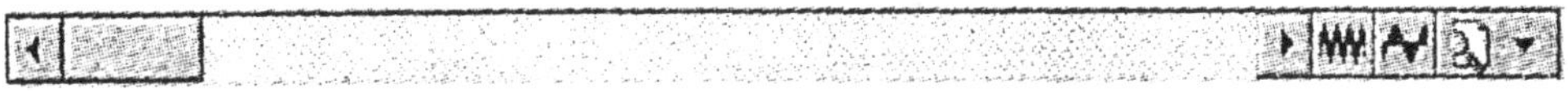

图 2-7-6　滚动条

在实验过程中，如果要观察此次实验已记录存盘的波形，但又不能停止当前实验，可以通过左视的滚动条寻找这个波形，并通过左视的通道显示窗口观察这个波形（这个波形必须是已记录存盘）。具体的操作方法是：首先用鼠标拖动左、右视分隔条将左视打开，然后拖动左视下部的滚动条进行波形寻找；在拖动滚动条的同时，对应于当前滚动条位置的波形将显示在通道显示窗口内，继续拖动滚动条直到找到想观察的波形为止。注意，此时实验并没有停止，照样可以通过右视观察实时出现的生物波形，并且数据记录也照样进行。

在反演状态,通过滚动条的拖动,可以方便地查看任何指定时间的实验波形。并且可以在左、右视进行对比显示,比如对比显示加药前后变化波形等。

滚动条的最右边包括3个按钮,分别是“波形压缩”、“波形扩展”和“波形查找”按钮。其中,“波形压缩”和“波形扩展”按钮用于同时压缩或扩展所有通道的波形;“波形查找”按钮是一个菜单按钮,当用鼠标按住这个按钮不放时,会弹出一个下拉式菜单,包括“按时间查找”、“按通用标记查找”和“按特殊标记查找”三个命令,便于对实验波形的特殊点进行定位。

### (三) BL-420 生物机能实验系统操作步骤

1. 开机　当计算机各接口连线连接完毕后,才能开机。

2. 启动软件　待计算机进入到“Win2000”界面后,用鼠标双击桌面上的“BL-420 生物机能实验系统”快捷图标(或将 BL-420 生物机能实验系统软件的快捷方式添加到“启动”菜单中,则当 Win2000 系统启动时会自动启动该软件),显示器显示 BL-420 生物机能实验系统的主界面。

3. 开始实验的方法

(1) 如要做的实验内容在“实验项目”菜单项内已有的,则鼠标单击菜单条的“实验项目”菜单项(图 2-7-7),弹出下拉式菜单图,移动鼠标,选定实验系统及内容后,用鼠标左键单击该项,系统自动设置该实验的基本参数(包括通道、采样率、系统放大倍数等),并启动实验。如果在进入某实验模块时出现有参数调节对话框,则调节相关参数,然后按“确定”按钮即可。

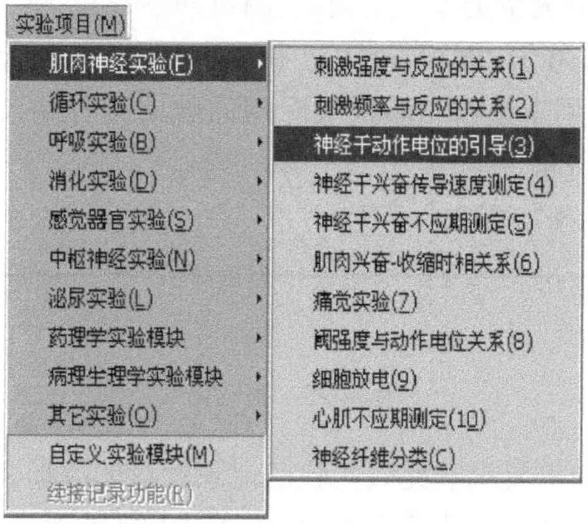


图 2-7-7　“实验项目”菜单

在 BL-420 系统中共预置了九大类共55个实验模块,涵盖了生理、药理和病理生理学的绝大部分实验内容,操作方法简单,特别适合于学生实验。

（2）如要做的实验在“实验项目”菜单项内没有，则鼠标单击菜单条的“输入信号”菜单项，弹出下拉式菜单，移动鼠标，在相应的实验通道中选择输入信号类型（图 2-7-8）。如需选多通道输入，则重复以上步骤。各通道参数则根据选择的实验内容自己设置完成。选择好各个通道的信号后，使用鼠标单击工具条上的“启动实验”命令，开始实验。实验过程中，如需对该实验设置的各项参数进行保留，只需选择“文件”→“保存配置”命令项，再弹出的“另存为”对话框中，输入配置文件名，下一次即可使用“文件”→“保存配置”命令，打开原来保存的配置文件，则系统自动按配置文件的内容设置参数并启动实验。

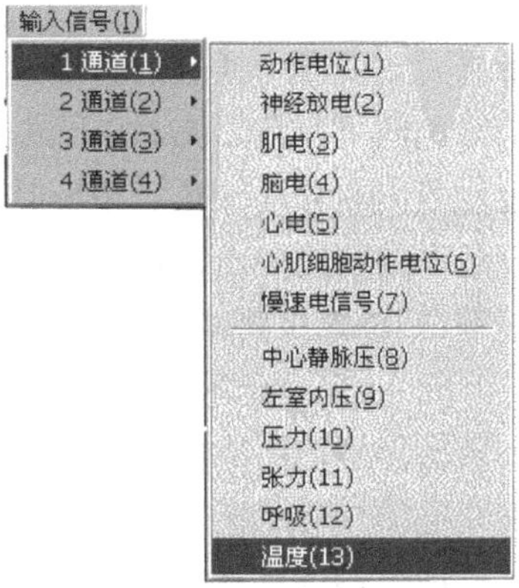


图 2-7-8　“输入信号”菜单

在实验过程中，如要以全屏方式显示某通道信号，只需用鼠标双击该通道任一部位，即完成单通道的全屏显示。同时也可以通过拖动各通道之间的分隔条任意调节各通道显示区的大小。如要恢复原通道显示大小，用鼠标双击显示区的任一部位即可。

4. 参数调节　根据被观察信号大小及波形特点，调节各通道增益、时间常数、滤波以及扫描速度（图 2-7-9）。

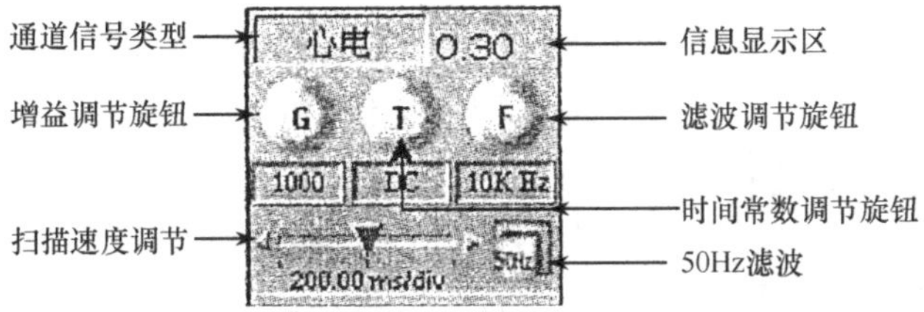


图 2-7-9　参数调节

（1）增益调节：增益即是指放大器的放大倍数。BL-NewCentury 软件显示区最右边为一个分时复用区，其中的控制参数调节区包含有增益调节旋钮。每一个通道均有一个增益调节旋钮，用于实现调节增益的大小。

（2）时间常数、滤波：滤波和时间常数通称为滤波，生物机能实验系统中的滤波是指高频滤波（低通滤波）。它的作用是衰减生物信号中带入的高频噪声，而让低频信号通过。时间常数是指低频滤波（高通滤波），它的作用是衰减生物信号中所带入的低频噪声，而让高频信号通过。50Hz 滤波是专指对电网听带来 50Hz 的干扰进行的滤波。通过上述参数的调节，选择一个较好的通频带，是我们实验成功的基本条件。生物信号的类型不同，以及实验条件不同，所选择的通频带也不相同。

(3) 扫描速度调节:扫描速度调节的功能是改变通道显示波形的扫描速度。如果要改变哪个通道的扫描速度,需将鼠标指示器指在该通道的扫描速度调节器的绿色向下三角形上,按下鼠标左键,然后用鼠标左右拖动这个绿色的三角形即可。当向右移动绿色三角形时,扫描速度将增大;反之则减小。另外,如果在绿色三角形的右边单击鼠标左键,扫描速度将增加一挡,在绿色三角形的左边单击鼠标左键,扫描速度将减小一挡。

5. 定标　定标识为了确定引入传感器的生物非电信号和该信号通过传感器后转换得到的电压信号之间的一个比值。通过该比值,可以计算传感器引入的生物非电信号的真实大小。比如,为了测定血压,用标准水银血压计作为压力标准对血压传感器进行定标,假设从标准水银血压计读出的值为 100mmHg,通过血压传感器的转换从生物机能实验系统读出的值为 10mV,那么这个比值就是 100 mmHg/10mV = 10 mmHg/mV。有了这个比值,以后可以方便的根据从传感器得到的电压值计算实际血压值了。

为了对生物非电信号进行定量分析,必须在分析前对所使用的传感器进行定标。

6. 记录存盘　通过调节以上实验参数,当显示的实验图形达到要求后,用鼠标单击工具条上的“”记录按钮,此时,记录按钮将呈现为按下的状态,计算机开始记录存盘。

7. 测量数据结果显示　在实验过程中,要不断观察生物信号测量的数据。这时只需用鼠标单击分时复用区“”或“”按钮。通用信息显示区显示各个通道信号的通用测量值,如频率、最大值、最小值、平均值等。专用信号测量则针对一些特殊的实验模块。

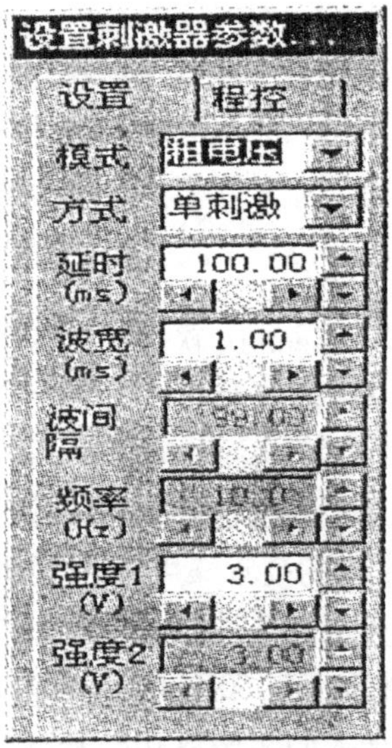


图 2-7-10　设置刺激器参数

8. 暂停观察　如要仔细观察正在显示的某段图形,鼠标单击工具条上暂停按钮“”,此时该段图形将被冻结在屏幕上。如需继续观察扫描图形,鼠标单击启动按钮“”即可。

9. 刺激器的使用　刺激器的参数调节按钮在主界面左边标尺调节区的上方。需要调节刺激器时,用鼠标单击“”按钮,此时将弹出设置刺激器参数对话框(图 2-7-10)。可以根据实验需要调节各项参数,包括刺激方式、波宽、幅度等。某项参数右边的两个上、下箭头表示对参数粗调,下边两个箭头表示对参数细调。当需要给标本刺激时,使用鼠标单击刺激参数调节区中的启动刺激按钮“”。如果选择的刺激方式为连续刺激方式,那么启动刺激后该按钮变为凹下状态“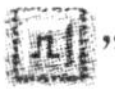”。如果停止连续刺激，则使用鼠标再次单击该按钮即可。

10. 实验标记 在实验过程中对发生的事件应做标记（如用药、刺激等），它是实验后分析数据时对该事件的标志。该系统中刺激标记有两种方式。一种是特殊实验标记，在显示区的右下方，标记内容必须是实验模块本身预先设置的或自编辑的文字。当用鼠标在特殊实验标记标记列表框中选定标记内容后，移动鼠标到显示区任意位置，单击鼠标左键即可在通道显示窗口中添加特殊实验标记。另一种标记是通用实验标记，其标注按钮在工具条上，当需要标记时，点击工具条上的“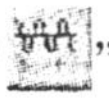”按钮，此时在每个显示通道的顶部将自动生成一个数字标记。该数字标记与波形一起移动，通过标记从 1 开始按顺序进行编号，并且不可人为改变。通过标记只有在实时实验过程中才能起作用。

11. 心电记录

（1）BL-420 心电记录：BL-420 采用了两种心电记录方式，分别为单导联和全导联心电记录。

1）单导联心电记录：在实验中如果只需记录一个导联的心电，可选用该方式。使用普通信号输入线即可引导动物的标准Ⅰ、Ⅱ和Ⅲ导联。比如，引导动物标准Ⅱ导联心电的连接方法：用银针分别插入到动物的右前肢、左后肢和右后肢，引导电极上的白色鳄鱼夹与右前肢上银针相连，红色鳄鱼夹与左后肢银针相连，而黑色鳄鱼夹与右后肢银针相连即可。单导联心电记录方式灵活，只占用一个通道，可以和其他通道内显示的血压、呼吸等信号一同观察，而且抗干扰能力较强。

2）全导联心电记录：如果需要同时记录 4 个导联的心电，选用该方式。全导联心电的连接方法如下：一通道—右前肢、二通道—左前肢、三通道—左后肢、四通道—胸导联、接地线—右后肢。计算机内部对这些独立通道的心电信号将自动合成，4 个通道显示不同导联的心电，各通道所显示的心电导联可以通过对话框自行调节。如果不需要记录胸导联心电，则不必连接四通道输入信号。

（2）BL-310 的心电记录：只需将专用的心电导联连线插入相对应的心电输入插口，按心电导联连接方法将连线连接在各肢体上，心电将固定在一通道上显示。所显示的导联可通过心电参数调节框自行调节决定。

12. 结束实验 当实验结束时，用鼠标单击工具条上的停止实验按钮“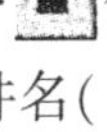”。此时会弹出一个另存为对话框，提示操作者给刚才记录的实验数据输入文件名（文件名自定义）。否则，计算机将以“temp. dat”作为该实验数据的文件名，并覆盖前一次相同文件名的数据。当单击“确定”按钮后，另存为对话框消失。以后可以调出本次实验图形数据进行反演（中文输入：用键盘组合键 Ctrl+Shift 键选择合适的中文输入法进行中文文件名输入）。

13. 实验组号及实验人员名输入 如果需要在实验结果上打印实验组号及

实验人员名时,则要进行编辑输入。方法:鼠标单击菜单条上“设置”菜单项,弹出菜单,选择“实验人员”项单击,屏幕上将显示“实验组及组员名单输入”对话框,用键盘输入实验组号和实验人员名单,按“确认”按钮完成编辑。

14. 实验数据反演技图形剪辑 使用鼠标左键单击工具条上的打开命令按钮“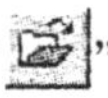”,将弹出“打开”对话框。在对话框中的文件名列表框中选择所要反演的文件,然后按“确定”按钮,即打开该数据文件。

对于反演的实验波形,可以通过标尺调节区中的放大、缩小按钮调整波形的大小,也可通过滚动条右边的波形压缩和波形扩展两个功能按钮调整波形的扫描速度,然后通过拖动滚动条来查找所需研究的那一段实验波形。

进行图形剪辑时,使用鼠标单击工具条上的图形剪辑按钮“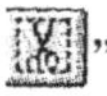”,移动鼠标选定图形剪辑的左上角,然后按下鼠标左键不放,向右下方拖动鼠标。此时,屏幕上将出现一个反色显示的矩形框,框内图形就是将要剪辑的图形。选定图形后,放开鼠标左键,系统将自动转入到图形剪辑窗口中。刚才剪辑下来的图形被放在图形剪辑窗口的左上角,同时该选择信号端的测量数据将自动显示在剪辑图形的下方。此时,还可以通过鼠标在图形剪辑窗口中随意拖动图形。使用鼠标单击图形剪辑窗口右边工具栏的退出按钮,将退出图形剪辑窗口返回到系统主界面中。重复以上步骤,可以剪辑多幅图形到图形剪辑窗口中,然后,可以在图形剪辑窗口中编辑或打印该剪辑图形。

15. 数据测量

(1) 区间测量:该命令用于测量当前通道图形的任意一段波形的频率、最大值、最小值、平均值以及面积等参数。方法:鼠标单击工具条上的区间测量按钮“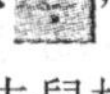”,此时,图形暂停扫描,通道内出现一垂直线条,线条随鼠标移动而移动,单击鼠标左键以确定要测量图形的始端;同时第二条垂直线出现,用相同方法确定终端;在被测量图形段内出现一条水平直线,用鼠标上下移动该直线,选定频率计数的基线(如果测量的信号为心电信号,那么选择的水平计数线将不起作用);单击鼠标左键确定此次测量。这时所有被测量的参数自动显示在该通道的通用信息显示区内。如果使用工具条上的打开 Excel 命令按钮打开 Excel,那么本次区间测量的数据将自动进入到 Excel 表格中。单击鼠标右键结束本次区间测量。

(2) 光标测量:无论在实时显示还是在数据反演状态下,当时暂停按钮使波形扫描处于暂停时,在每个通道的波形上均附有一个光标。该光标随着鼠标的移动而左右移动,但始终附着在波形曲线上。光标位置的波形幅度显示在控制参数调节区的右上角或通用信息显示区中的“当前值”栏目中。

(3) 带 Mark 标记的光标测量:Mark 标记“”是用于加强光标测量的一个标记,该标记单独存在没有意义,它只有与测量光标配合才能完成简单的两点测量功能。测量光标是用来测量波形曲线上任意一点的当前值。如果测量光标与Mark标记配合,那么当测量光标移动时,它将测量Mark标记和测量光标之间的波形幅度差值和时间差值(测量结果前面加有一个△标记,表示显示的数值是一个差值)。测量方法:将鼠标移动到Mark标记区,Mark标记区中的M字母将从蓝色变为红色,此时,按下鼠标左键,鼠标光标由箭头变为箭头上方加有一个"M"的图标,然后拖动鼠标进行Mark标记。将Mark标记拖放到任何一个有波形显示的通道显示窗口的波形测量点上方,松开鼠标左键,这时,M字母将自动落到对应这点$x$坐标轴的波形曲线上。

(4) 微分:如果需了解波形的变化率,则要进行波形的微分处理。选择"数据处理"项,弹出下拉式菜单,选定"微分"项,鼠标左键单击确定,此时将显示"微分参数设置"对话框。它将要求操作者选定所要微分波形的通道以及微分图形所要显示的通道,并且要求选择微分时间(一般来讲,微分时间越短越好)和微分波形的放大倍数。可以用鼠标单击对话框中的调节按钮来调节微分参数。参数调节完毕后,用鼠标左键单击"确定"按钮,此时微分波形将开始显示。对于血流动力学实验中的左心室内压波形,通常需要观察它的微分图形。

16. 打印 当在实时实验或数据反演过程中,如果认为有需要打印的图形,可以用鼠标单击工具条上的"打印"命令。此时,将弹出"定制打印"对话框(图 2-7-11),选择打印比例、打印通道,然后按"确定",即可打印出一幅带有实验数据的图形。

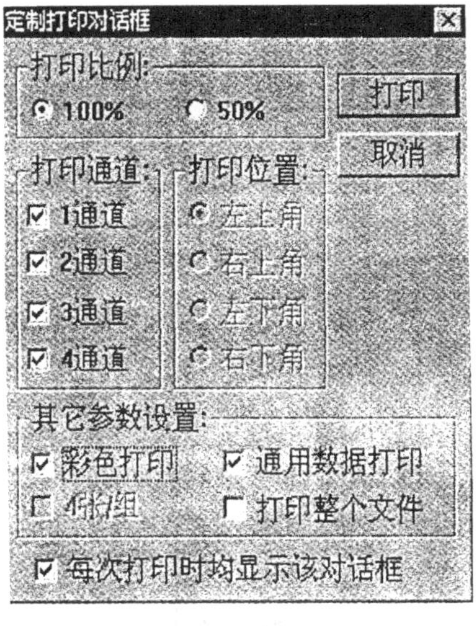


图 2-7-11 "定制打印"对话框

**(四) 注意事项**

(1) 在开机状态下,切忌插入或拔出计算机各插口连线。

(2) 对于经过换能器的生物非电信号,如血压、张力等,为了获得准确的定量分析数值,首先需要对使用的换能器进行定标操作。

(3) 切忌液体滴入计算机及附属设备内。

(4) 未经允许,不得随意改动计算机系统设置。

(5) 未经许可严禁自带软盘上机操作。

# 二、常用换能器(传感器)

## (一) 张力换能器

张力换能器又叫机械-电换能器,其外形如图 2-7-12 所示。其中,悬梁臂由弹性较好的合金制成。在悬梁臂两侧贴有应变片,与来自换能器引线的电源构成惠斯登电桥。因此,当换能器悬梁臂被牵拉时,其两侧的应变片受牵拉一侧的挤压,从而一个阻值变小,一个阻值变大,改变了电桥的平衡状态,就会输出相应的电压,经其他仪器放大并记录出来。张力换能器分为不同的量程,其量程与悬梁臂的厚度有关。实验时应根据所测力的大小,选用适当量程的换能器。使用换能器时,将所需记录的机械运动通过细线等的传动连于悬梁臂上,并注意松紧适度,细线与悬梁臂平面垂直。

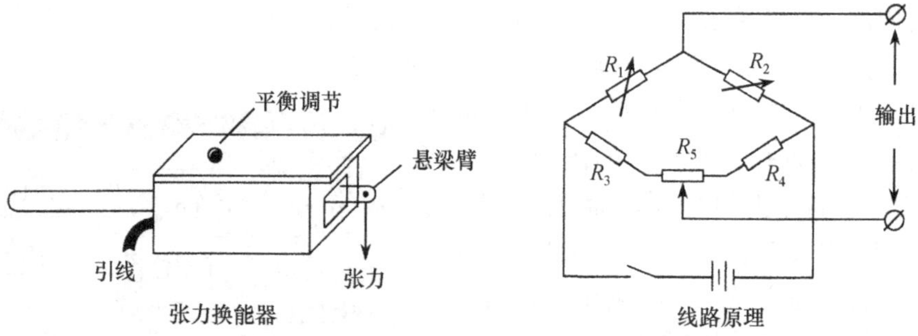


图 2-7-12　张力换能器及线路原理

## (二) 压力换能器

压力换能器用于将血压等液体压力信号转换为电信号,其外形如图 2-7-13 所示。压力换能器的原理也是惠斯登电桥,只是两组应变片贴于换能器内弹性扁管的两侧。压力换能器在使用时应向其压力腔内充灌液体传动。具体使用方法:

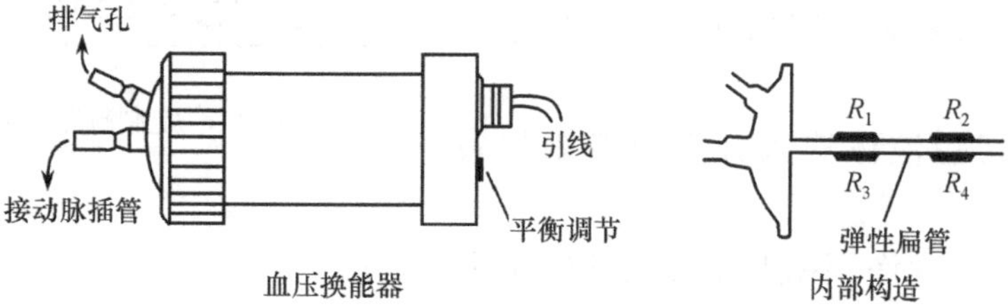


图 2-7-13　血压换能器及其内部构造

(1) 组装:将压力换能器引线与生理信号采集处理系统的接口相连。压力腔的两个出口之一通过橡皮管和三通与动脉相连,另一出口接一短橡皮管,并用夹子夹住。

(2) 充灌:将换能器竖起,使排气口朝上。用注射器通过三通向换能器压力腔和动脉插管中充灌 7% 柠檬酸钠溶液,排净系统中的所有气泡。然后用夹子夹住所有液体进出口,将换能器水平固定在与待测动物心脏同一水平面上。

(3) 调零:对压力换能器调零时,要接通生理信号采集系统和计算机的电源,将三通管上的夹子打开,使液体传动系统与大气相通,调完后再接上。

## 三、呼吸流量换能器

呼吸流量换能器由压差阀、压差换能器、放大器组成,可用来测量动物和人的呼吸波和呼吸流量。使用时换能器可以直接与生理信号采集系统连接。

## 四、脉搏换能器

脉搏换能器是一种小型、带脉压的压电式脉搏换能器。它能记录外周脉搏压力的变化,如测量脉搏率。这种换能器是无电源换能器,使用时将换能器绕在手指上即可测量。

## 五、生化常用仪器介绍

1. 离心机(图 2-7-14、图 2-7-15) 主要用于固体、液体和液体与液体的分离。

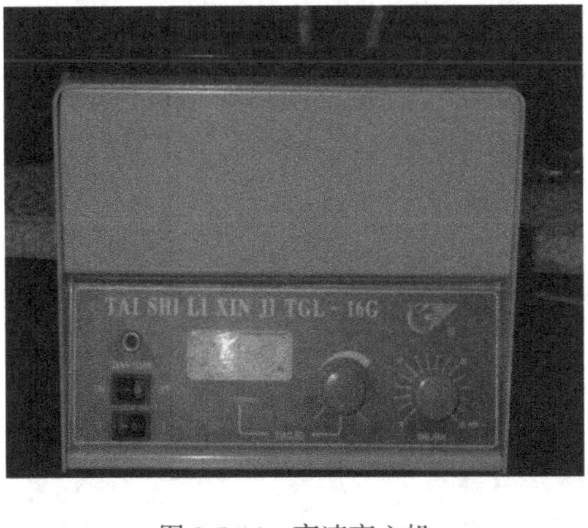


图 2-7-14 高速离心机

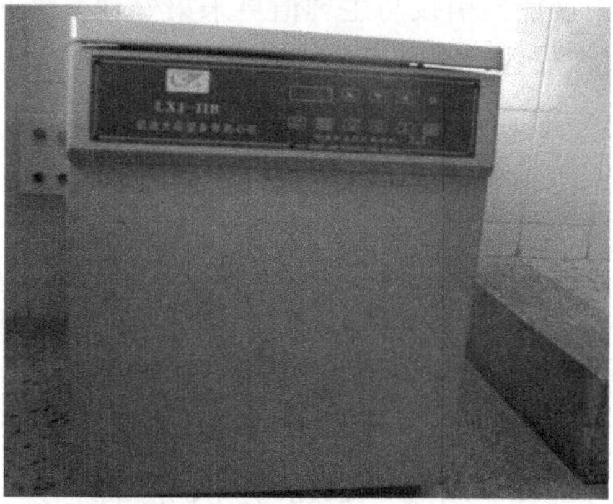

图 2-7-15 低速离心机

2. 核酸蛋白检测仪及记录仪(图 2-7-16) 用于核酸和蛋白质的分离,并在记录仪显示核酸的最大吸收峰。

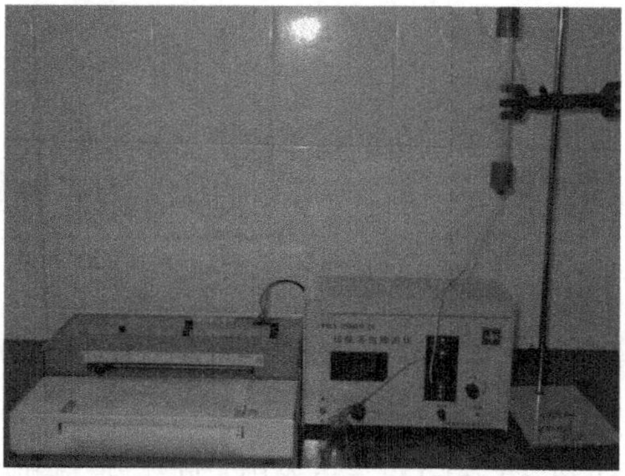

图 2-7-16 核酸蛋白检测仪及记录仪

3. BIO-RAD-电泳仪(图 2-7-17) 用于调节双向电泳时与印渍分析时电压。

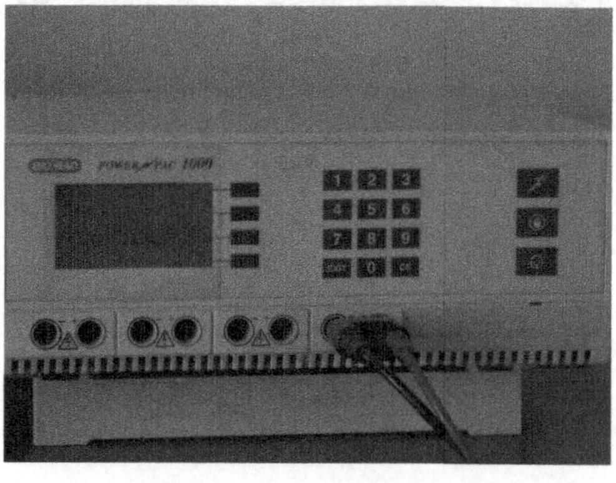

图 2-7-17 BIO-RAD-电泳仪

4. S22PC 可见分光光度计(图 2-7-18)

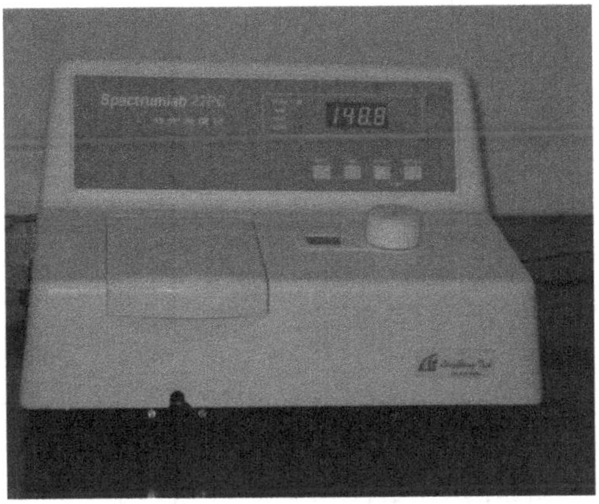

图 2-7-18 S22PC 可见分光光度计

**附一 S22PC 分光光度计的原理及使用**

S22PC 分光光度计是一种简洁易用的分光光度法通用仪器，测定波长范围340～1000nm。

1. 结构原理 S22PC 分光光度计由光源室、单色器、样品室、光电管暗盒、电子系统及数字显示器等部件组成，仪器的工作原理如图 2-7-19 所示。仪器内部光路系统如图 2-7-20 所示。从钨灯发出的连续辐射经滤色片选择聚光镜聚光后投向单色器进狭缝，此狭缝正好位于聚光镜及单色器内准直镜的焦平面上，因此进入单色器的复合光通过平面反射镜反射及准直镜变成平行光射向色散光栅。光栅将入射的复合光通过衍射作用形成按照一定顺序均匀排列的连续单色光谱，此时单色光谱重新返回到准直镜，然后通过聚光原理成像在出射狭缝上。出射狭缝选出指定带宽的单色光通过聚光镜落在试样室被测样品中心，样品吸收后透射的光经光门射向光电管阴极面。根据光电效应原理，会产生一股微弱的光电流。此光电流

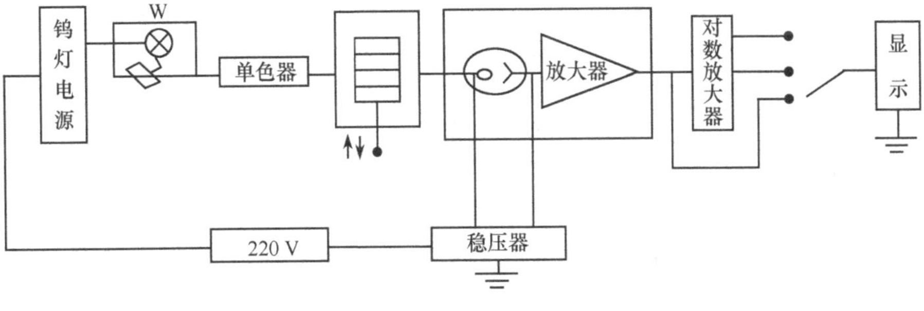


图 2-7-19 S22PC 分光光度计结构原理图

经电流放大器放大，送到数字显示器，测出透光率或吸光度，或通过对数放大器实现对数转换，显示出被测样品的浓度 $C$ 值。

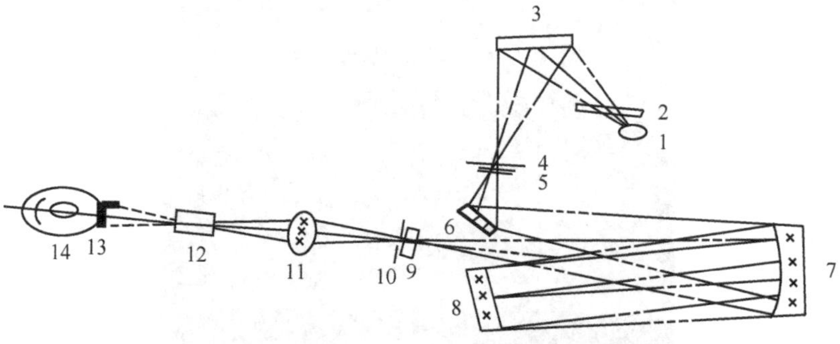


图 2-7-20　S22PC 分光光度计光学系统图

1. 钨灯；2. 滤色片；3. 聚光镜；4. 进狭缝；5. 保护玻璃；6. 反射镜；7. 准直镜；8. 光栅；9. 保护玻璃；10. 出狭缝；11. 聚光镜；12. 样品；13. 光门；14. 光电管

仪器的外形及操作键(图 2-7-21)。

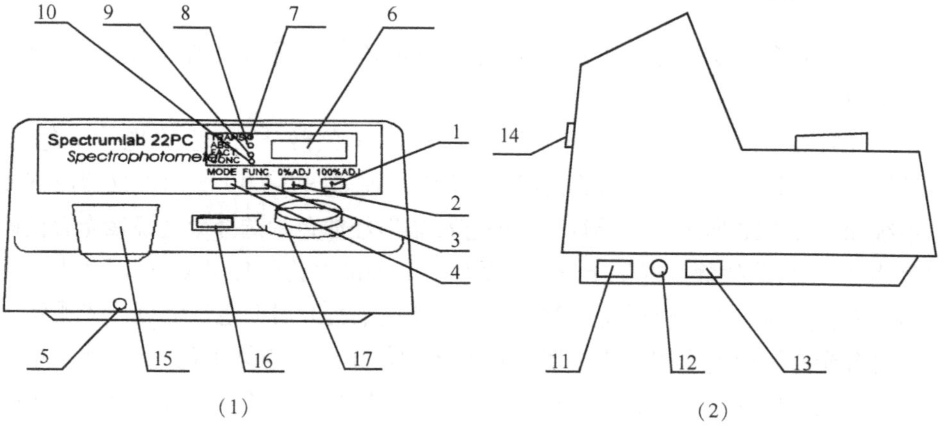


图 2-7-21　S22PC 分光光度计的外形及操作键

1. ↑/100% T 键；2. ↓/10% T 键；3. Function 键；4. MODE 键；5. 试样槽架杠杆；6. 显示窗 4 位 LED 数字；7. TRANS 指示灯；8. ABS 指示灯；9. FACT 指示灯；10. CONC 指示灯；11. 电源插座；12. 熔丝座；13. 总开关；14. RS232C 串行接口插座；15. 样品室；16. 波长指示窗；17. 波长调节钮

功能：

(1) ↑/100% T 键：在 TRANS 灯亮时用做自动调整 100% T(一次未到位可加按一次)，在 ABS 灯亮时可用做自动调整吸光度 0(一次未到位可加按一次)。

在 FACTOR 灯亮时用作增加浓度因子设定，点按点动，持续按 1 秒后，进入快速增加，再按 MODE 键后自动确认设定值。在 CONC 灯亮时，用作增加浓度直读设定，点按点动，持续 1 秒后进入快速增加设定。

（2）↓/0%T 键：①在 TRANS 灯亮时用作自动调 0%T（调整范围<10%T）；②在 ABS 灯亮时不用，如按下则出现超载；③在 FACT 灯亮时用作减少浓度因子设定，操作方式同“↑”键；④在 CONC 灯亮时用作减少浓度直读设定，操作方式同“↑”键。

（3）Function 键：预定功能扩展键用。按下时将当前显示从 RS232C 口发送，可由上层 PC 机接收或打印机接收。

（4）MODE 键：用作选择显示标尺。按透射比（TRANS 灯亮）、吸光度（ABS 灯亮）、浓度因子（FACT 灯亮）、浓度直读（CONC 灯亮）次序，每按一次渐进一步循环。

（5）试样槽架拉杆：用于改变样品槽位置（四位置）。

（6）显示窗 4 位 LED 数字：用于显示读出数据和出错信息。

（7）TRANS 指示灯：指示显示窗显示透射比数据。

（8）ABS 指示灯：指示显示窗显示吸光度数据。

（9）FACT 指示灯：指示显示窗显示浓度因子数据。

（10）CONC 指示灯：指示显示窗显示浓度直读数据。

（11）电源插座：用于接插电源电缆。

（12）熔丝座：用于安装熔丝（保险丝）。

（13）总开关：ON、OFF 电源。

（14）RS232C 串行接口插座：用于联接 RS232C 串行电缆及 Centronic parallel。

（15）样品室：供安装各种样品附件用。

（16）波长指示窗：显示波长。

（17）波长调节钮：调节波长用。

2. 操作使用　仪器正常基本操作。

（1）预热：仪器开机后灯及电子部分需热平衡，故开机预热 30 分钟后才能进行测定工作，如紧急应用时请注意随时调 0，调 100%T。

（2）调零

1）目的：校正基本读数标尺两端（配合 100%T 调节），进入正确测试状态。

2）调整时机：开机预热 30 分钟后，改变测试波长时或测试一段时间，以及高精度测试前。

3）操作：打开试样盖（关闭光门）或用不透光材料在样品室中遮断光路，然后按“0%”键，即能自动调整零位。

（3）调整 100%T

1）目的：校正基本读数标尺两端（配合调零），进入正确测试状态。

2）调整时机：开机预热后，更换测试波长或测试一段时间后，以及做高精度测试前（一般在调零前应加一次 100%T 调整以使仪器内部自动增益到位）。

3) 操作:将用作背景的空白样品置入样品室光路中,盖下试样盖(同时打开光门)按下“100%T”键即能自动调整100%T(一次有误差时可加按一次)。

注:调整100%时整机自动增益系统重调可能影响0%,调整后请检查0%,如有变化可重调0%一次。

(4) 调整波长:使用仪器上惟一的旋钮,即可方便地调整仪器当前测试波长,具体波长由旋钮左侧的显示窗显示,读出波长时目光垂直观察。

注:本仪器因采用机械联动切换滤光片装置,故当旋钮转动经过480nm时会有金属接触声,如在480~1000nm间存在轻微金属摩擦声,属正常现象。

(5) 改变试样槽位置让不同样品进入光路:仪器标准配置中试样槽架势四位置的,用仪器前面的试样槽拉杆来改变,打开样品室盖以便观察样品槽中的样品位置最靠近测试者的为“0”位置,依次为“1”、“2”、“3”位置。对应拉杆推向最内为“0”位置,以此向外拉出相应为“1”“2”“3”位置,当拉杆到位时有定位感,到位时请前后轻轻推动一下以确保定位正确。

(6) 确定滤光片位置:本仪器备有减少杂散光,提高340~380nm波段光度准确性的滤光片,位于样品室内侧,用一拨杆来改变位置。

当测试波长在340~380nm波段内如做高精度检测时可将拨杆推向前(见机内印字指示),通常可不使用此滤光片,可将拨杆置在400~1000nm位置。

注:如在380~1000nm波段测试时,误将拨杆置在340~380nm波段,则仪器将出现不正常现象(如噪声增加,不能调整100%T等)。

3. 分光光度比色法　生物体内有许多成分含量甚微,不能用重量分析法或容量分析法测定,而是采用比色法来测定。很多物质本身就具有一定的颜色,如高锰酸钾呈紫色等。另有许多物质本身虽无色,但在适当条件下与显色剂作用后,就能够形成有色物质。当这些有色物质的溶液的浓度发生改变时,溶液的颜色的深浅也随之改变。在一定浓度范围内,溶液越浓,颜色就越深。这种通过比较溶液颜色的深浅来测定物质含量的方法称之比色法。

比色法的基本原理:比色法是利用物质特有的吸收光谱,进行鉴定物质及测定其含量的一种技术。光线是一种电磁波,其中可见光波长范围由760nm的红色到400nm紫色。波长短于400nm的光线叫紫外线,长于760nm的光线叫红外线。当一束单色光通过一杯有色溶液时,具有一定波长的光线选择性的被溶液所吸收。不同物质由于其分子结构不同,对不同波长光线的吸收能力不同。因此,每种物质都具有其特异的吸收光谱。

比色法的理论依据是郎伯-比尔(Lambert-Beer)定律。

1) 郎伯定律(Lambert's Laws):一束单色光在通过溶液时,由于溶液吸收一部分光能,使光的强度减弱。若溶液的浓度不变,则溶液的厚度愈大,光强度的减弱也愈显著(图2-7-22)。

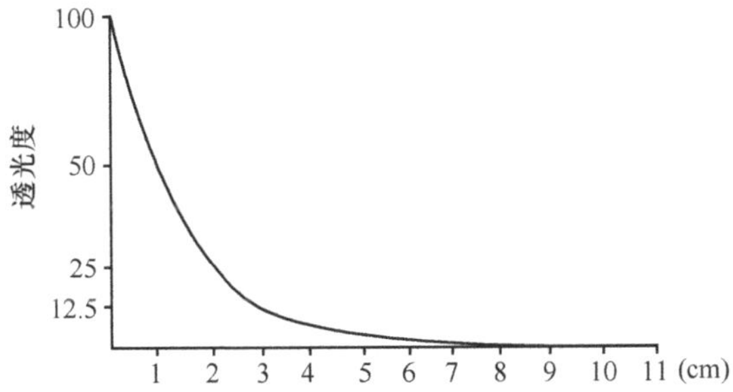


图 2-7-22　光吸收与溶液厚度的关系

若 $I_0$ 表示入射光强度,$I_t$ 表示光线通过溶液后的强度(透射光强度),$L$ 表示溶液的厚度,

则 $-dI_t/dL=aI_t$, $dI_t/I_t=-adL$

积分:$\int -dI_t/I_t=-\int adL$

得:$\ln I_t=-aL+c$

当 $L=0$ 时,$I_t=I_0$,所以 $C=\ln I_0$

即 $\ln I_t=-aL+\ln I_0$

所以 $\ln I_0/I_t=aL$ 或 $I_t/I_0=e^{-aL}$ 或 $\log I_0/I_t=K_1L(K_1=a/2.303)$, $I_t/I_0=10^{-K_1L}$

$$\log I_t/I_0=-K_1L \cdots \quad (1)$$

$K_1$ 是一常数,受光线波长、溶液性质和溶液浓度影响。从上述公式可知,透过溶液后,光强度的减弱($I_t/I_0$)与溶液厚度($L$)呈指数函数关系。可见光强度的改变与溶液厚度并不呈简单的正比关系。这一关系就是郎伯定律。

2) 比尔定律(Beer's laws):当一束单色光通过溶液时,若溶液的厚度不变,则溶液浓度愈高,光线强度减弱也愈显著。与上定律相似,两者的关系式可以表示如下:

$$\log I_0/I_t=K_2C \ , \ I_t/I_0=10^{-K_2C}$$

$$\log I_t/I_0=-K_2C \quad (2)$$

其中,$C$ 表示溶液的浓度,$K_2$ 是一常数,受光线波长、溶液性质和溶液厚度的影响。上述公式所表示的光强度与溶液的关系称为比尔定律。

虽然所有的溶液均符合郎伯定律,但并非所有的溶液都符合比尔定律。这是由于有些物质在不同浓度条件下其颜色可能发生改变。即在不同浓度条件下其吸收光的波长发生改变,常见的原因如下:①有些有色物质在溶液中可能解离成相应的离子,离子的颜色与分子的颜色不同,造成对比尔定律的误差。②有些物质在较高浓度状态下可形成络合物,络合物使吸收光谱发改变。例如:二氯化钴在稀溶液中呈玫瑰色,而在浓溶液中呈蓝色。③氢离子浓度和电解质也可引起一些有色物质颜色的改变，这些改变也可造成比尔定律的误差。

3）郎伯-比尔定律及其应用：在进行同种物质不同浓度溶液的比色测定，光线波长、溶液的性质相同时，则 $K_1=K_2$，合并（1）、（2）式，则得到下式：

$$\log I_t/I_0=-KCL$$

$$-\log I_t/I_0=KCL$$

式中，$I_t/I_0$可用 $T$ 表示，$T$ 称为透光度。将$-\log I_t/I_0$用光密度（OD）或吸光度（$A$）表示，以反映该溶液对光吸收的情况，也可写成：

$$\log I_t/I_0=-KCL \text{ 或} -\log T=KCL$$

$$A(\mathrm{OD})=-\log I_t/I_0=-\log T=KCL$$

其中，$K$ 为吸光系数，表示物质对光吸收的本领，其值因物质种类和光线波长而异。

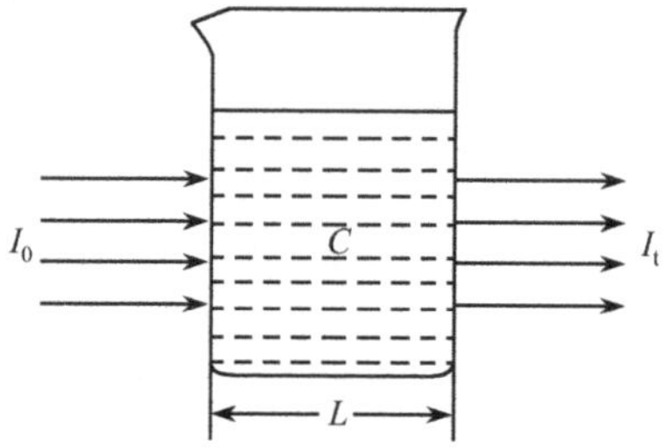

图 2-7-23　光吸收示意图

$A(\mathrm{OD})=KCL$ 表明：当一束单色光通过有色物质溶液时（图 2-7-23），在入射光波长不变的情况下，溶液的吸光度与溶液中有色物质的浓度（$C$）及溶液液层厚度（$L$）的乘积成正比——郎伯-比尔定律。

4. 常用的比色法　标准对比法：将样品和标准品在相同条件下分别显色制成比色液（其浓度分别为 $C_{样}$和 $C_{标}$），在同一条件下分别测出两比色液的吸光度（$A_{样}$、$A_{标}$），比较它们的吸光度，即可求出样品比色液的浓度或含量。

由

$$A=KCL$$

得

$$A_{样}=KC_{样}L_{样}$$

$$A_{标}=KC_{标}L_{标}$$

式中，$K$ 为样品与标准品的吸光系数。$L_{样}$、$L_{标}$分别为两比色液液层的厚度。因使用比色杯规格相同，故 $L_{样}=L_{标}$。

将两式相除，得

$$A_{样}/A_{标}=C_{样}/C_{标}$$

$$C_{样}=A_{样}/A_{标}\times C_{标}$$

式中，$c_{标}$是已知标准溶液浓度或含量。根据上式即可求出样品的浓度或含量。

### 附二　标准曲线法

将标准溶液按操作规程显色得一系列浓度由稀至浓的标准比色液。在比色计上分别测定它们的吸光度 $A$，然后以吸光度 $A$ 为纵坐标，浓度为横坐标，绘制 $A$-$C$ 曲线，即称标准曲线，或工作曲线（图 2-7-24）。

将样品溶液在同样条件下显色制成样品比色液测定其吸光度,从标准曲线上找出相应的浓度或含量。

标准曲线法对于经常测定同一稳定样品来说是比较方便的,在固定仪器和方法的条件下,标准曲线可多次使用,不必每次测绘。必要时可定期测绘一次。

在实际工作中,有时标准曲线不能很好呈直线关系,如浓度大时,吸光度和浓度不能严格成正比,会出现弯头现象(图 2-7-25)。此时可调整比色液的浓度,使测值恰好在直线部分,再重新绘制标准曲线。

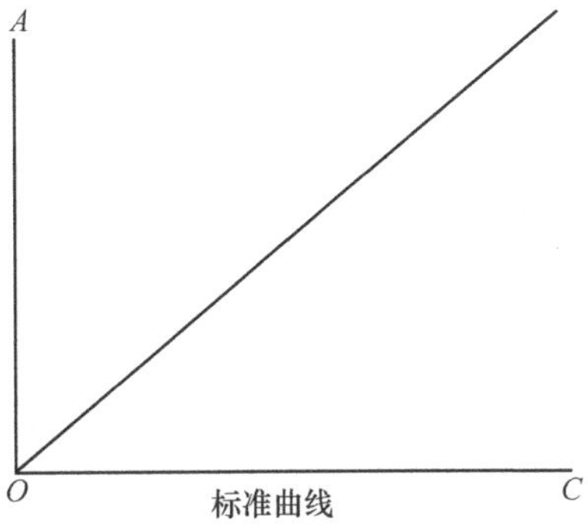


图 2-7-24

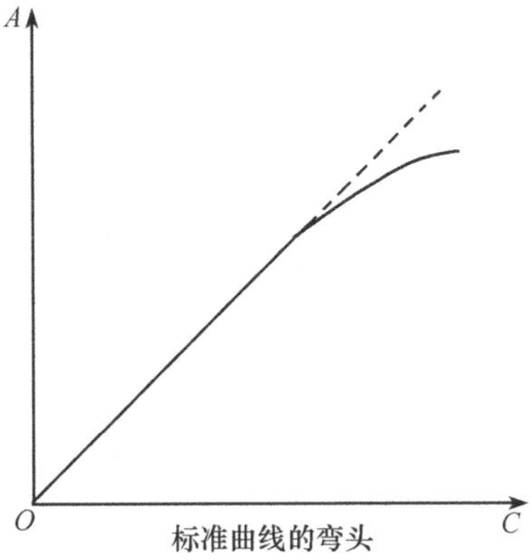


图 2-7-25

(马　琪　夏艳萍)

# 第三章 人体实验

## 实验一 人体体表心电图记录

**【实验目的】**

初步学习人体心电图的描记方法，辨认正常心电图的波形并了解其生理意义，学习心电图波形的基本测量分析方法。

**【实验原理】**

心脏在发生兴奋时有一定的时序，出现一系列的电位变化，这些电位变化通过心脏周围的组织和体液传导到全身。在体表按一定的引导方法，把这些电位变化记录下来，所得到的图形就称为心电图。心电图对心起搏点的分析，传导功能的判断以及房室肥大，心肌缺血、损伤等有很大的诊断价值。

**【实验对象】**

人。

**【器材与药品】**

心电图机、导电膏、酒精棉球和84消毒液等。

**【方法与步骤】**

1. 接好心电图导联线和地线。

2. 受试者静卧检查床上，放松肌肉。在手腕、足踝和胸前安放好引导电极，接上导联线。为了保证导电良好，先用酒精将放置引导电极部位的皮肤擦净，涂导电膏。导联线的连接方法是：红色——右手，黄色——左手，绿色——左踝，黑色——右踝（接地），6个圆盘吸球电极置胸前，其中：$V_1$（红）：胸骨右沿第4肋间；$V_2$（黄）：胸骨左沿第4肋间；$V_3$（绿）：$V_2$ 与 $V_1$ 连接中点；$V_4$（褐）：左侧第5肋间与锁骨中线交点；$V_5$（黑）：左侧腋前线与 $V_4$ 水平线交点；$V_6$（紫）：左侧腋中线与 $V_4$ 水平线交点。然后依次记录Ⅰ、Ⅱ、Ⅲ、aVR、aVL、aVF、$V_1$、$V_2$、$V_3$、$V_4$、$V_5$、$V_6$ 导联的心电图（图3-1-1）。

【观察项目】

1. 波幅和时间的测量(图 3-1-2)

(1) 波幅:选定测量波,从“幅值”窗口读取。

(2) 时间:选定测量间距,从“时间”窗口读取。

2. 在屏幕上辨认出 P 波、QRS 波群、T 波和 P—R 间期、Q—T 间期,进行下列项目的分析(图 3-1-2)。

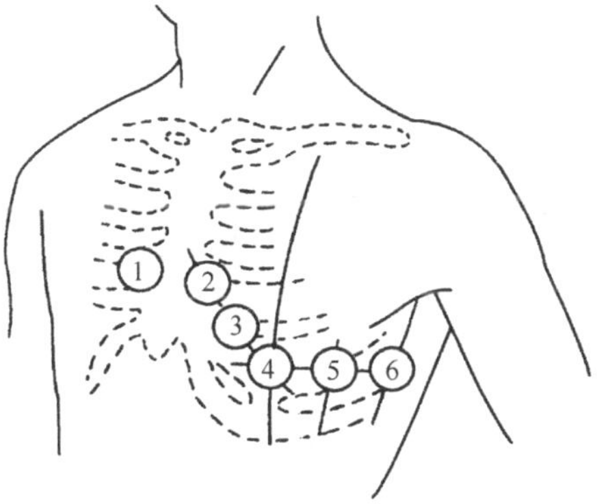


图 3-1-1　胸导联测量电极放置部位示意图

(1) 心率的测定:测量相邻的两个心动周期中的 P 波与 P 波的间隔时间或 R 波与 R 波的间隔时间,按下列公式进行计算,求出心率。如心动周期之间的时间间距显著不等时,可将五个周期的 P—P 间隔时间或 R—R 间隔时间加以平均,取得平均值,代入公式。

心率=60/P—P 间期(或 R—R 间期)(次/分)

(2) 心电图各波段的分析:测量Ⅱ导联中 P 波、QRS 波、T 波的时间和电压,并测定 P—R 间期和 Q—T 间期的时间。

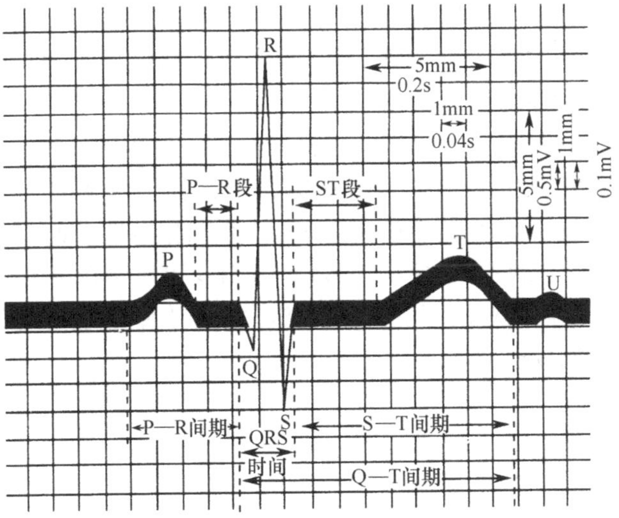


图 3-1-2　正常人典型心电图

【注意事项】

1. 在心电检测过程中,受试者四肢勿带金属器件,以免影响检测结果。

2. 检测中,受试者尽可能放松,避免肌肉收缩,影响心电图。

【思考题】

1. 何谓心电图?有何意义?
2. 何谓导连?常用心电图导连有哪些?为什么各导连心电图波形不一样?
3. 窦性心律的心电图特征是什么?
4. 如何通过心电图测定心率。

(王俊芳　马　琪)

# 实验二　人体动脉脉搏图和体表心电图记录

【实验目的】

学习人体动脉脉搏图的记录方法,熟悉正常人体动脉脉搏图的基本波形及其生理意义。掌握心电图和脉搏图的关系。

【实验原理】

在每一心动周期中,随着心脏的收缩和舒张,动脉血压发生周期性波动。这种周期性的压力变化可引起动脉血管产生搏动称为动脉脉搏。一般在身体的浅表动脉均可触摸到(如颞浅动脉、桡动脉、足背动脉)。

用脉搏描记仪可以记录浅表动脉的脉搏波形,称为脉搏图(sphygnmogram)。采用压力换能器所获取的动脉血管压力波动图形为压力脉搏图;采用光电容积换能器所获取的动脉血管内血流容积变化图形为容积脉搏图。动脉脉搏图的波形可分为上升支和下降支等两个主要组成部分。上升支可反映心室快速射血期被探查部位的动脉血压或血流状况;下降支则反映心室减慢射血期和舒张期被探查部位的动脉血压或血流状况。

【实验对象】

人。

【器材与药品】

生物信号采集处理系统,诊查床,压力换能器(硅杯压力换能器)或光电容积换能器,心电导联线,分规,酒精棉球,导电膏(或生理盐水棉球)。

**【方法与步骤】**

1. 令受试者静卧 10 分钟。

2. 定制实验　打开计算机,启动生物信号采集处理系统,点击菜单“实验/实验项目”,按计算机提示进入“人体动脉脉搏图记录”的实验项目。调节好零电位线和电位平衡。

3. 安放电极、连接系统

(1) 在受试者四肢末端安放心电导联电极及导联线。

(2) 若记录压力脉搏图,则在受试者腕部桡动脉搏动明显处安放压力换能器;若记录容积脉搏图,则在受试者中指(或食指)安放光电容积换能器。

心电图和脉搏图分别接入生物信号采集处理系统通道 1 和通道 2 同步记录。

**【观察项目】**

1. 受试者安静环境中静坐,每隔 2 分钟同步记录心电图和脉搏图。

(1) 测定心电图和脉搏图的波形各波段的间期与振幅。

(2) 观察与分析同一时段心电图和脉搏图的关系。

2. 受试者两手叉腰,按照一定节律,2 分钟内连续进行下蹲起立运动 50 次(每次下蹲膝关节需成 90°)。运动完毕后立即重复项目 1。

**【注意事项】**

1. 应保持良好的测试环境,即室温在 20~25℃,清静。

2. 记录压力脉搏图时,要注意“取法压力”问题,所谓“取法压力”是指从外部对换能器所施加的压力。取法压力不同,则换能器触头获得脉搏信息的强弱也随之改变,所记录的脉搏图的波幅,甚至波形将会发生改变。通常采用“最适取法”,即是指在各种取法压力测定下,获取脉搏图最大波幅时所采用的取法(压力)。

**【思考题】**

1. 何谓“取法压力”和“最适取法”?

2. 安静状态下和运动后脉搏和心电图有何变化?为什么?

(王俊芳　孙　湛　阿斯海提)

# 实验三　人体心脏听诊

【实验目的】

学习人体心脏听诊方法,掌握人体心脏听诊的步骤和内容;熟悉正常人体心音的特点及听取要领;了解心音听诊的意义。

【实验原理】

心动周期中,由于心肌收缩和舒张、瓣膜启闭、血流冲击心室壁和大动脉壁及形成湍流等因素引起的机械振动,通过周围组织传播到胸壁,如将耳紧贴胸壁或用听诊器置于胸壁一定部位,所听到的声音称为心音。

【实验对象】

人。

【器材与药品】

听诊器,体检床。

【方法与步骤】

1. 熟悉听诊器的结构　听诊器一般为双管听诊器,系由胸件、管道和耳塞等三个器件组成。胸件是拾取心音的部分,一般分为膜式和钟式两种。膜式听诊器适用于听取高频振动的心音,钟式听诊器适用于听取低频振动的心音。使用时宜轻放,忌紧压皮肤,形成"皮肤膜",滤掉低频部分。管道是声音传导的路径,宜选取适当硬度的硅胶管,以提高心音的响亮度。听诊器总长度不宜过长,一般不超过 50cm,胶管长度不宜超过 30cm。耳塞是听诊器与外耳道相接触的部件,要求角度合适,佩带紧密而舒适。

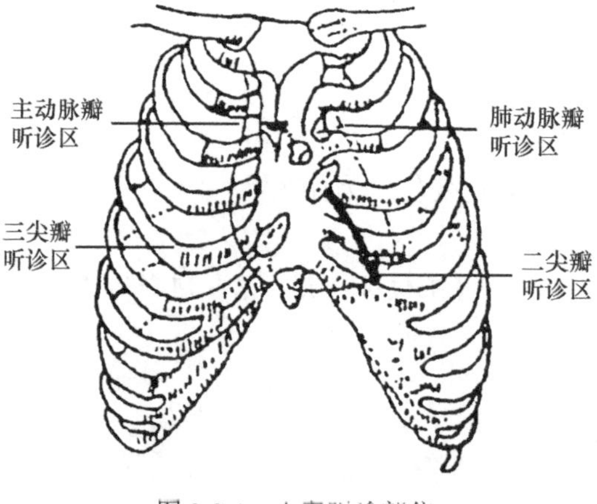

图 3-3-1　心音听诊部位

2. 熟悉心脏听诊区　心脏瓣膜体表投影区的位置(解剖位置)与心脏听诊区的位置并不完全一致(图 3-3-1)。通常临床习用的心脏瓣膜最佳听诊区主要有五个:①左房室瓣听诊区(二尖瓣听诊区)位于左锁骨中线第 5 肋间交点内侧;②右房室瓣听诊区(三尖瓣听诊区):位于胸骨下部第 4、5 肋间或胸骨右缘区;③肺动脉瓣听诊区:位于第 2 肋间隙胸骨左缘;④主动脉瓣听诊区:位于第 2 肋间隙胸骨右缘;⑤第 2 主动脉瓣听诊区:位于第 3 肋间隙胸骨左缘。

**【观察项目】**

1. 第一心音　发生在收缩期之初,标志着心室收缩的开始。其特点是:音调较低,音频为 40~60Hz,持续时间较长,历时约 0. 14 秒。第一心音形成的原因包括心室肌的收缩、房室瓣突然关闭以及随后射血入动脉等引起的振动。第一心音听诊的最佳部位在左房室瓣听诊区和右房室瓣听诊区。

在心音图上,第一心音包括 4 个成分:①低频低幅的振动波,由心肌收缩所引起;②高频高幅的振动波,由左房室瓣关闭和左侧房室血流突然中断所致;③高频高幅的振动波,由右房室瓣关闭和右侧房室血流中断而引起;④低频低幅的振动波,由心室射血引起大血管扩张及产生的湍流而引发。

2. 第二心音　发生在舒张期之初,标志着舒张期的开始。第二心音形成原因是动脉瓣关闭,大动脉中血流减速和室内压迅速下降而引起的振动。第二心音的最佳听诊部位是主、肺动脉瓣听诊区。其特点是:音调较高,频率为 50~100Hz,持续时间较短,历时约 0. 08 秒。

3. 第三心音　发生在快速充盈期末,可能由于心室快速充盈末血流速度突然减慢引起室壁和瓣膜发生振动而产生。在某些健康儿童和青年人有时可听到第三心音。特别是运动或平卧位时,静脉回心血量增加,较易听到。第三心音听诊最响亮的部位在心尖部的右上部。

4. 第四心音　发生在心房收缩之后和心室收缩之前,故也称心房音。在异常有力的心房收缩和左室壁变硬的情况下,心房收缩使心室充盈的血量增加,心室进一步扩张,引起左室肌及二尖瓣和血液的振动,则可产生第四心音。

**【注意事项】**

1. 使受试者采取仰卧位,检查者站在诊查床的右侧。也可采取坐位。

2. 避免人为音响的干扰,听诊器的胸件应和胸壁皮肤紧贴,中间不得有任何物体(如衣服)相隔,胶管不得与任何物品和身体接触和碰撞。

3. 尽可能避免外界环境噪声的干扰,测试的室内环境务必保持安静。一般较安静的房间噪声水平在 30dB 左右。

4. 心脏听诊应在温暖的环境下进行,并且避免过凉的听诊器接触胸壁。冬天听诊,医生应习惯地将胸件用手温暖后,再行听诊,可避免因寒冷刺激引起肌肉收缩,影响听诊。

【思考题】

1. 在正常人体胸壁上可听到几种心音？它们是如何产生的？
2. 如何区别第一心音和第二心音？
3. 心音听诊时应注意些什么？

（孙　湛　王俊芳）

# 实验四　人体动脉血压测定

【实验目的】

学习人体动脉血压测定方单和原理，熟悉血压计的结构和工作原理，掌握人体动脉血压测定的正确方法，并能准确地测取人体肱动脉的收缩压和舒张压。

【实验原理】

动脉血压是指血液对动脉管壁的侧压力。在一个心动周期中，动脉血压随着心室的收缩和舒张而发生规律性波动，产生收缩压和舒张压。血液在血管内流动时没有声音，若在血管外施加压力使血管塌陷，复通时血流将通过相对较窄的管腔，形成涡流，从而产生血管音。本测定方法就是采用最常用的动脉血压测定法——袖带法，即通过血压计的袖带充气以对动脉施加外压，根据血管音的变化测定动脉血压。

【实验对象】

人。

【实验器材】

血压表，听诊器。

【方法与步骤】

1. 熟悉血压计的结构　血压计包括三个部分，即袖带、加压（橡皮）球和检压计（图 3-4-1、图 3-4-2）。后者有水银检压计和表头式检压计两种。水银检压计的主要结构是一连通水银槽的玻璃管，其两侧分别附有毫米汞柱（mmHg）和千帕（kPa）的刻度标准。测定动脉血压时，是以血压与大气压作比较，用血压高于大气压的数值表示血压高度，国际标准计量单位为千帕，但在生理学和医学中，仍习惯上用毫米汞柱作为血压的计量单位，因此，目前临床上使用的动脉血压测量计采用两种单位共列的方式。检查水银检压计是否准确，主要看袖带内与大气相通时，水银柱液面是否在零刻度，若不在零刻度，可用滴管加入（或减少）水银储池内的水银，使之达到零刻度。表头式检压计是以压力推动指针在表盘上运转。表式血压计便于携带，但容易失灵，因而需定时用水银检压计校正。

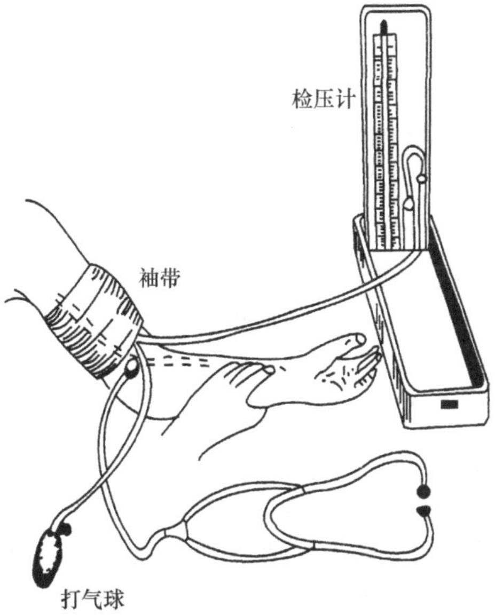


图 3-4-1　人体动脉血压测量方法示意图

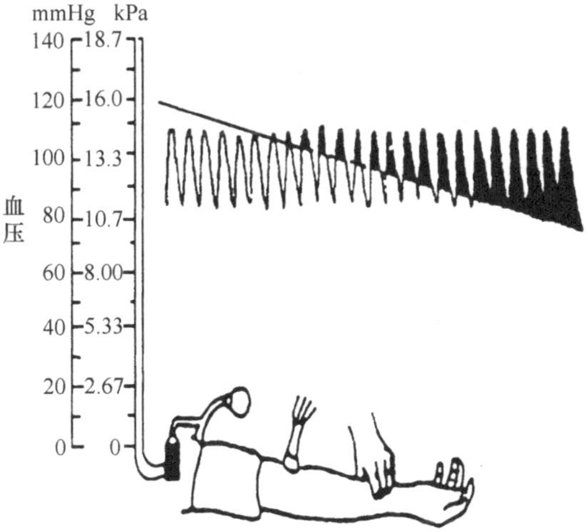


图 3-4-2　动脉血压测定示意图

2. 动脉血压测量程序　将血压计的袖带展平，排出余气。测量动脉血压有坐姿和卧姿两种。若以坐姿测量，则使受试者右臂伸出，前臂平伸于桌上，并使上臂中段与心脏在同一水平，将袖带缠缚于肘窝上方。旋开血压计下方旋钮导通水银槽与玻璃管的通路，观察水银液面应位于零刻度处。测试者佩带好听诊器，在肘窝处触及肱动脉后，以左手将听诊器头轻压在袖带下方肱动脉上。以右手握住加压球并旋紧螺旋阀。随后即可测量受试者的收缩压和舒张压。

**【观察项目】**

1. 测定收缩压　连续挤压橡皮球，向袖带充气使水银柱缓慢上升，以达稍高于收缩压（预估）水平位置（但应以听不到声音为度）为止；继而缓慢放气使水银柱缓慢下降，当听到第一声“咚”的声音时，水银检压计的数值即为收缩压。

2. 测定舒张压　继续缓慢放气，随着放气能听到连续而有节奏的声音，当声音突然由强变弱甚至消失时，水银检压计的数值即为舒张压。

**【注意事项】**

1. 先令受试者静坐 10~15 分钟。

2. 动脉血压测定应在温暖而非常安静的环境下进行。寒冷时会导致机体的小血管反射性收缩使动脉血压向上浮动，从而影响动脉血压测定的准确度。环境嘈杂会影响动脉血压测定的准确性。

3. 袖带缚于肘横线之上 2~3cm 处，卷缠松紧度适宜，以能插入两个手指为宜。

4. 测量时，袖带放气应以匀齐的速率缓慢进行，否则，第一声和突变声都听不准确，将影响测定的准确度。

5. 动脉血压测定可连续测定 2 次，但必须间隔 3~5 分钟。

6. 测定完毕必须做好善后工作，包括：①将袖带内的气体放净；②旋紧橡皮球的螺旋阀；③关闭血压计下方旋钮；④将袖带和橡皮球缠好放入血压计铁盒内，并关闭铁盒开关。

**【思考题】**

1. 准确测定动脉血压的要领是什么？

2. 何谓收缩压、舒张压？其正常值各是多少？

3. 测量肱动脉血压时上臂位置为何应与心脏在同一水平？

（王俊芳　李士勇）

# 实验五　人体 ABO 血型的测定

**【实验目的】**

学习采用标准血清测定 ABO 血型的方法,观察红细胞凝集现象。加深对鉴定 ABO 血型重要性的认识。

**【实验原理】**

若将血型不相容的血液滴在玻片上混合,其中的红细胞就会凝集成簇,这种现象称为红细胞凝集。当血型不相容的血液输入人体时,血管内可发生同样的情况,其结果可危及生命,临床上称之为输血反应。因此,为了保证输血的安全,避免输血反应,在准备输血时,首先应鉴定 ABO 血型。

红细胞凝集的本质是抗原-抗体反应,凝集原在凝集反应中起抗原的作用,故称为凝集原,即血型抗原。能与红细胞膜上的凝集原起反应的特异抗体则称为凝集素,即血型抗体。

将受试者的红细胞加入已知的标准 A 型血清(含抗 B 凝集素)和标准 B 型血清(含抗 A 凝集素)中,分别观察有无凝集现象。根据红细胞凝集的抗原-抗体反应原理,则可判定受试者红细胞膜所含的凝集原,从而,确定受试者血型,即红细胞膜上只含凝集原 A 者为 A 型,只含有凝集原 B 者为 B 型,既有凝集原 A、又有凝集原 B 者为 AB 型,既无凝集原 A、又无凝集原 B 者为 O 型。

**【实验对象】**

人。

**【器材与药品】**

1. 实验器材　显微镜,验血玻片,采血针,滴管,小试管,小玻棒 2 支,消毒棉球。
2. 实验药品　A 型标准血清和 B 型标准血清,75%酒精,生理盐水。

**【方法与步骤】**

1. 首先取干洁的验血玻片,吸取 A 型标准血清和 B 型标准血清各 1 滴,分别滴在验血玻片的左右两侧的圆圈内,左侧滴入 A 型标准血清,右侧滴入 B 型标准血清。

2. 在采血处严格按照消毒规则和程序消毒，而后用消毒采血针刺至受试者耳垂（或食指尖），取1～2滴血至盛有1ml生理盐水的试管内，混匀而成红细胞悬液。

3. 吸取红细胞悬液，滴向验血玻片两侧的标准血清上，然后用小玻棒将红细胞悬液和标准血清混匀，并轻轻摇动验血玻片，务使红细胞悬液和标准血清充分混匀。

4. 混匀10min后用肉眼观察有无凝集现象发生，并进一步采用显微镜（低倍下）观察。若无明显凝集现象发生，再次用小玻棒将红细胞悬液和标准血清混匀，30分钟后，再次按上述方法重复观察。

5. 最后根据验血玻片两侧的反应情况判定受试者血型（图3-5-1）。

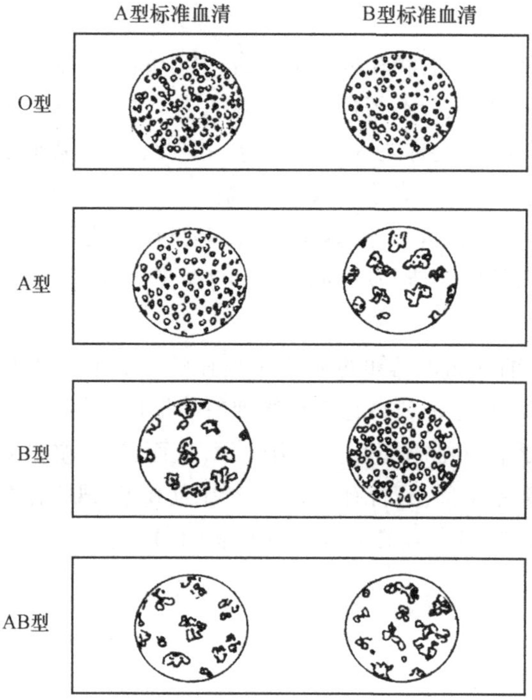


图3-5-1　ABO血型的测定

【注意事项】

1. 消毒棉球、采血针应进行高压灭菌消毒。

2. 对受试者的采血处消毒要严格认真。采血动作要轻巧。

3. 采血针刺后的第1、2滴血，要用消毒棉球擦去，弃之不用，要采用随后流出之血液。

4. 血型的最后确定应由实验指导老师鉴定确认之。

【思考题】

1. 鉴定血型的依据是什么？
2. ABO 血型鉴定方法有几种？
3. 何谓交叉配血试验？为何要做交叉配血试验？
4. 在 ABO 血型系统中，同型血互输也要做交叉配血试验吗？

（李世勇　王俊芳　阿斯海提）

# 实验六　出血时间和凝血时间的测定

【实验目的】

学习出血时间和凝血时间的测定方法，加深生理性止血的认识。

【实验原理】

出血时间是指刺破皮肤毛细血管，血液自行流出一直到自行停止出血所需的时间。当机体受损出血时，机体将启动生理性止血机制。生理性止血过程主要包括血管收缩、血小板止血栓形成和血液凝固等 3 个时相。血管损伤时，受损伤的血管立即发生收缩，血管管径变小，血流缓慢，有助于血小板发生粘附、聚集，形成较松软的血小板止血栓；血小板释放的血管活性物质，如 5-羟色胺、$TXA_2$ 等，促进血小板粘附和聚集的同时，血小板为凝血因子反应提供磷脂表面，吸附大量凝血因子，加速凝血过程，局部形成坚实的止血栓，使出血停止。正常人出血时间为 1～4 分钟，出血时间延长常见于血小板数量减少或毛细血管功能受损。

凝血时间是指血液流出体外至血液凝固所需要的时间。凝血时间则反映血液凝固过程是否正常，而与血小板数量或毛细血管脆性关系较小。正常人凝血时间为 2～5 分钟，凝血时间延长可反映凝血因因子缺乏或异常的疾病。

【实验对象】

家兔。

【器材与药品】

消毒采血针或三棱针，载玻片，消毒滤纸条，消毒棉球，大头针，秒表，4% 碘酒，75% 酒精。

【方法与步骤】

1. 出血时间的测定

(1) 以4%碘酒和75%酒精消毒耳垂或环指指端腹侧,待酒精挥发后,用消毒采血针(或三棱针)刺入皮肤2~3mm深,即可见血液自然流出。从血液自然流出时刻起立即计时。

(2) 从开始计时起,每隔30秒用消毒滤纸条吸干流出的血液1次,直至吸不到血液为止。

(3) 记录开始出血至止血的时间,也可以滤纸上的血液点数乘以0.5来计算,其结果即为出血时间。

2. 凝血时间的测定　以4%碘酒和75%酒精消毒耳垂或环指指端腹侧,待酒精挥发后,用消毒采血针(或三棱针)刺入皮肤2~3mm深,使血液自然流出,用消毒干棉球轻轻拭去第1滴血液,待血液重新自然流出时,立即开始计时。以清洁干燥的载玻片接取第1滴血液。2分钟后,每隔30秒用采血针挑血1次,直至挑起细纤维状的血丝为止,表示开始凝血,记录血液自然流出到挑起细纤维状的血丝的时间即为凝血时间。

【注意事项】

1. 严格实验用品的消毒制度。
2. 针刺前务必对穿刺局部做好消毒,不可草率。
3. 用针尖挑血时应向一个方向横穿直挑,切勿向多个方向挑动,以免破坏纤维蛋白网结构,导致不凝血或凝血时间延长的假象。

【思考题】

1. 何谓出血时间、凝血时间,测定出、凝血时间有何临床意义?
2. 测定出、凝血时间应注意什么?

(王俊芳　马　琪)

## 实验七　人体肺通气功能的测定

【实验目的】

学会用FJD-80肺量计进行肺通气功能测定的方法,并了解肺的正常通气量。肺通气功能的测定是评价呼吸功能的指标之一。不同的指标从各个侧面反映了肺功能的情况。

【实验原理】

在呼吸运动中,肺容量随着呼吸运动而变化,它有以下几部分组成:①潮气量:平静吸气时,每次吸入或呼出的气体量;②补吸气量:平静吸气后,再用力吸气,所能吸入的气体量;③补呼气量:平静呼气后,再用力呼气,所能呼出的气体量;④肺活量:用力吸气后,再用力呼气,所能呼出的气体量;⑤肺活量=补吸气量+潮气量+补呼气量;⑥时间肺活量:用力吸气后,做最深最快的呼气,在头三秒内所呼出的气体量各占肺活量的百分数。

肺通气量又分每分通气量(指平静呼吸时每分钟进出肺的总量,即等于潮气量×呼吸频率)和每分最大通气量(指以最快速度和尽可能深的幅度进行呼吸时的每分通气量)。

【实验对象】

人。

【器材与药品】

1. 仪器与材料　FJD-80 肺量计,一次性塑料接口,鼻夹等。

2. 药品　75% 酒精,84 消毒液。

【方法与步骤】

1. 仪器装置连接　按仪器说明书。

2. 通气功能测定　按仪器说明书。

【观察项目】

1. 潮气量　记录平静呼吸曲线约 1 分钟,各次呼吸气量的平均值,即为潮气量。

2. 补吸气量　在一次平静吸气末,继续吸气至不能再吸为止。从平静吸气末算起的这一段最大限度的吸气量,即为补吸气量。

3. 补呼气量　平静呼吸数次后,在一次平静呼气之末,继续呼气直至不能再呼为止。从平静呼气末算起的这一段最大限度的呼气量,即为补呼气量。

4. 肺活量　平静呼吸数次后,令受试者尽力做最大限度的深吸气,随即做最大限度的深呼气,这一次最大限度的深呼吸气量,即为肺活量(潮气量+补吸气量+补呼气量)。

5. 时间肺活量　平静呼吸数次后,做最大限度的深吸气,在吸气末屏气 1~2

秒，然后令受试者以最快的速度用力深呼气，直至不能再呼为止。计算时根据时间标记，从呼气开始时、呼气后第 1 秒末、第 2 秒末和第 3 秒末处，各作一垂直线与呼气曲线相交，根据呼气曲线在各段时间内下降的垂直距离，读出从呼气开始至第 1 秒末、第 2 秒末和第 3 秒末的呼出气量，并计算它们各占肺活量的容积百分比。

6. 最大通气量　令受试者在 1 秒内尽力作最快最深的呼吸，测定 15 秒内吸入气或呼出气的总量，从而计算出每分最大通气量。

【注意事项】

1. 受试者保持平静，在安静状态下进行测定。
2. 测定前，必须先进行通气量定标。

【思考题】

1. 何谓肺通气？反映肺通气功能有哪些主要指标？
2. 肺活量和时间肺活量有何不同？
3. 肺通气量和肺泡通气量有何不同？

（王俊芳　孙　湛）

# 第四章　动物基础实验

## 实验一　坐骨神经-腓肠肌标本的制备

**【实验目的】**

1. 学习急性离体实验的实验方法。
2. 通过本实验熟悉刺激、兴奋、兴奋性和可兴奋组织的概念。
3. 掌握蛙坐骨神经腓肠肌标本的制备方法。

**【实验原理】**

坐骨神经和腓肠肌属于可兴奋组织,把蛙的坐骨神经-腓肠肌标本置于任氏液中其兴奋性在几个小时内保持不变,若给予坐骨神经适宜的刺激,可使神经和肌肉产生兴奋,肉眼可以看到肌肉的收缩和舒张,因而可利用此标本来观察神经和肌肉基本活动。

**【实验对象】**

青蛙或蟾蜍。

**【器材与药品】**

两栖类手术器械一套(包括粗剪刀一把,组织剪一把,眼科剪一把,探针一支,镊子一把,滴瓶一套,150ml 烧杯两个,蛙板一个,玻璃皿一个,锌铜弓一个,玻璃分针两支,手术线若干,蛙钉四个),任氏液(具体配制方法见表 2-6-1)。

**【方法与步骤】**

1. 破坏脑脊髓　取蟾蜍一只置于左手掌上,左中指和无名指夹住其前肢,小指背抵住其骶部,使后肢悬空,拇指轻放于背部,食指压其头部前端使其尽量前俯,以便枕骨大孔定位。右手将探针自枕骨大孔处垂直刺入约 2mm,随后将探针向上进入颅腔,左右摆动,彻底捣毁脑组织;再将探针退出至枕骨大孔处,向后下刺入椎管,捻动探针完全捣毁整个脊髓。脑脊髓完全破坏的标志是:下颌呼吸运动消失,

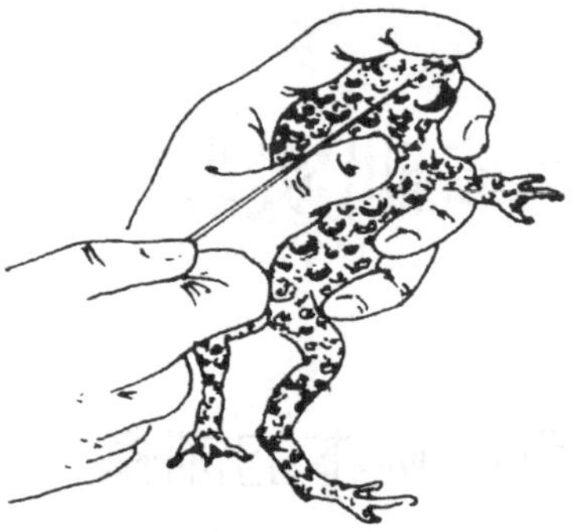

图 4-1-1 破坏蟾蜍脑、脊髓

无自发运动，四肢松软(图 4-1-1)。

2. 剪去躯干上部和内脏　左手握住蟾蜍后肢，此时躯干上部及内脏即全部下垂。右手持粗剪刀在骶髂关节前 1～1.5cm 处，剪断脊柱，再沿脊柱两侧剪开腹壁，此时躯干上部和内脏全部下垂，剪除躯干上部及内脏组织，在腹侧脊柱两旁可见到坐骨神经，需注意勿损伤神经。

3. 剥皮　用左手持镊子夹住脊柱断端(避开神经)，右手捏住脊柱断端皮肤边缘，逐步向下牵拉剥离皮肤。全部皮肤剥除后，将标本置于盛有任氏液的培养皿中。

4. 洗净双手和用过的全部手术器械。

5. 分离两腿　用粗剪刀沿中线将脊柱剪成左右两半，再从耻骨联合中央剪开(为保证两侧坐骨神经完整，应避免剪时偏向一侧)，将已分离两下肢标本浸入盛有任氏液的培养皿中备用(图 4-1-2)。

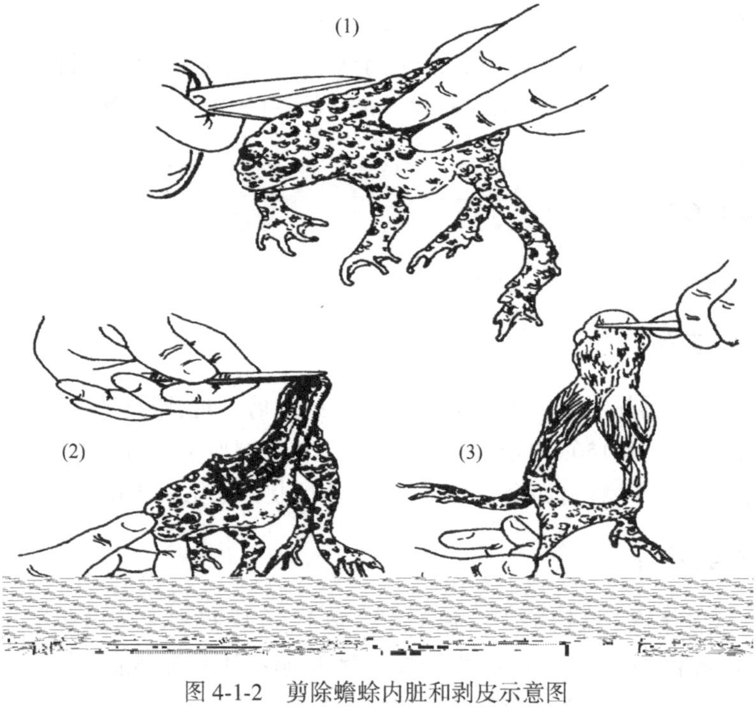


图 4-1-2 剪除蟾蜍内脏和剥皮示意图

(1)、(2) 剪除内脏；(3) 剥皮

6. 完成坐骨神经-腓肠肌标本

（1）分离坐骨神经：取出一下肢，用蛙钉固定于蛙板上。固定时要注意，坐骨神经和腓肠肌朝上。先用玻璃分针沿脊柱侧游离腹腔部坐骨神经，然后循股二头肌和半膜肌之间的坐骨神经沟纵向分离，暴露大腿部分的坐骨神经直至腘窝胫腓神经分叉处。用玻璃分针划开梨状肌及附近的结缔组织。将脊柱多余部分剪去，保留小块与坐骨神经相连的脊柱。用镊子夹住这小块脊柱并将坐骨神经轻轻提起，自上而下剪断坐骨神经分支，游离出坐骨神经（注意不要用金属器械触碰神经和过度牵拉神经，并注意滴加任氏液使神经保持湿润）。

（2）完成坐骨神经-腓肠肌标本：把游离的坐骨神经搭在腓肠肌上，在跟腱下方穿线结扎跟腱，用组织剪在靠结扎线远端剪断跟腱，轻提跟腱上的结扎线使腓肠肌与小腿分离。从膝关节周围开始剪掉大腿所有的肌肉，用粗剪刀将股骨刮干净，然后在股骨中部剪去上段股骨（留 1cm 的股骨），于膝关节下方剪去小腿（注意保留完整的腓肠肌），完成坐骨神经-腓肠肌标本的制作。

（3）检查标本的兴奋性：用任氏液湿润的锌铜弓接触神经，如出现腓肠肌明显收缩，则表示标本的兴奋性良好，将标本放在任氏液中备用（图 4-1-3）。

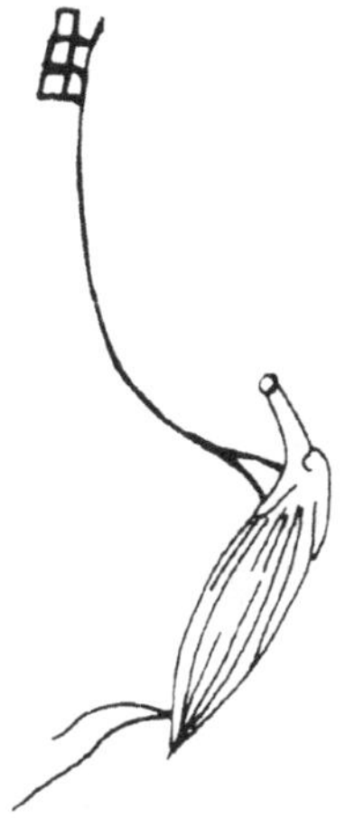

图 4-1-3　坐骨神经-腓肠肌标本

**【注意事项】**

1. 破坏脑脊髓要彻底。
2. 在分离过程中，把神经周围的结缔组织去除干净，并剪除神经的细小分支。
3. 注意不要用金属器械碰触神经，只能用玻璃分针分离神经；也不要对神经过度牵拉，且应滴加任氏液使神经保持湿润。
4. 分离肌肉时，注意按层次进行。
5. 要保留一段股骨，以备固定标本之用。

**【思考题】**

1. 用坐骨神经-腓肠肌标本可完成哪些方面的实验？
2. 如果单纯制作坐骨神经干标本，操作步骤与本实验操作有哪些不同？
3. 为什么要用任氏液浸润标本？
4. 锌铜弓为什么能检测神经肌肉的兴奋性？

（马　琪　阿斯海提）

# 实验二　刺激强度、刺激频率与骨骼肌收缩的关系

## 【实验目的】

1. 熟悉急性离体实验的实验操作方法。
2. 观察不同的刺激频率、刺激强度与肌肉收缩之间的关系。

## 【实验原理】

1. 一条坐骨神经干是由许多兴奋性不同的神经纤维所组成的。保持刺激时间不变,刚能引起其中兴奋性较高的神经纤维产生兴奋,表现为受这些神经纤维支配的肌纤维发生收缩,此时的刺激强度即为这些神经纤维的阈强度,具有此强度的刺激叫阈刺激。随着刺激强度的不断增加有较多的神经纤维兴奋,肌肉的收缩反应也相应逐步增大,当刺激强度增大到某一值时,神经中所有的纤维均兴奋,此时的肌肉做最大的收缩。再继续增加刺激强度,肌肉的收缩反应不再继续增大。能够引起整束神经或肌肉全部纤维兴奋的最小刺激强度的刺激称为最大刺激(最适刺激)。

2. 用最大刺激以不同频率刺激神经时,若刺激频率较低,每次刺激的间隔时间超过肌肉单收缩的时程,则肌肉出现一连串的单收缩;若刺激频率逐渐增加,使每后一次收缩都发生在前一次收缩的舒张期,肌肉表现为不完全强直收缩;若使每后一次收缩都发生在前一次收缩的收缩期,肌肉则表现为完全强直收缩。

## 【实验对象】

青蛙或蟾蜍。

## 【器材与药品】

蛙类手术器械一套,培养皿,铁架台,双凹夹,机械换能器,锌铜弓,肌动器,滴管,污物缸,任氏液,BL-410 或 BL-420 生物信号采集处理系统。

## 【方法与步骤】

1. 制作坐骨神经-腓肠肌标本,方法同本章实验一。
2. 连接实验装置
(1) 打开计算机,激活 BL-410 或 BL-420 生物信号采集实验操作系统。

(2) 将张力换能器固定在铁支架上,肌动器固定在铁架台的双凹夹上,且与换能器平行。

(3) 把标本中预留的股骨固定在肌动器上,坐骨神经搭在肌动器的刺激电极上,刺激电极与计算机刺激输出相连,腓肠肌的跟腱结扎线固定在换能器上,此线不易太紧或太松,且与桌面垂直。保持神经和刺激电极接触良好。

【观察项目】

1. 观察不同刺激强度对腓肠肌收缩的影响:点击 BL-410 或 BL-420 生物信号采集实验操作系统界面"实验项目",选择"神经肌肉实验"分别选择"刺激强度与反应的关系"。选择"神经肌肉实验"中的"刺激强度与反应之间的关系"模式,选用适当的最初刺激强度,可以采用程控或非程控刺激方式,调节适当的刺激间隔和刺激增量,观察在不同的刺激强度下肌肉收缩幅度的变化,找出最小和最大刺激。

2. 观察不同刺激频率对腓肠肌收缩的影响:点击 BL-420 生物信号采集实验操作系统界面"实验项目",选择"神经肌肉实验"中的"刺激频率与反应之间的关系"模式,调节适当参数,从而描记出单收缩、不完全强直收缩、完全强直收缩图形(图 4-2-1)。

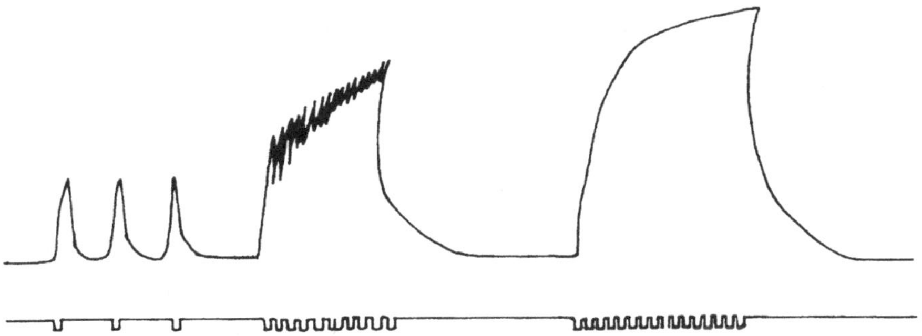

图 4-2-1 骨骼肌的收缩曲线

上方依次为单收缩、不完全强直收缩、完全强直收缩曲线;下方为刺激频率

3. 结果记录:描记不同收缩曲线,进行编辑,最后打印出实验结果。

【注意事项】

1. 制备神经肌肉标本以及实验操作过程中,要不断滴加任氏液以防标本干燥而丧失正常生理活性。

2. 操作过程中应避免强力牵拉和手捏神经或夹上神经肌肉。

3. 每次刺激之后必须让肌肉有一定的休息时间(0.5~1.0 分钟)。

4. 如果肌肉在未给刺激时即出现挛缩,可能是由于仪器漏电或经典感应等原因引起,应检查仪器接地是否良好。

5. 找准最大刺激强度,不能刺激过强而损伤神经。

【思考题】

1. 本实验肌肉收缩的潜伏期内,神经肌肉标本发生了哪些变化?
2. 为什么肌肉强直收缩时曲线可以融合起来,肌肉动作电位能否融合?
3. 同一块肌肉,其单收缩。复合收缩和强直收缩的高度是否相同?为什么?

(王红梅　冉新建)

# 实验三　神经干动作电位的引导及其传导速度的测定

【实验目的】

学习记录神经干复合动作电位方法,掌握动作电位的测量,了解神经兴奋传导速度及其测定方法,加深理解兴奋性和兴奋传导的概念。

【实验原理】

从细胞膜外来看,处于兴奋部位的膜外对于对于静止部位呈负电性质;当兴奋通过后,该处的电位又恢复到静止时的水平。这种神经兴奋时所发生的可传播的电位变化称为动作电位。动作电位是神经兴奋的客观标志。本实验采用细胞外记录的方法,引导蟾蜍或蛙坐骨神经的动作电位(包括双相和单相动作电位)。

神经干受到刺激产生动作电位后,其动作电位必然沿神经干传导下去,所以测定神经冲动在神经干上传导的距离($s$)与通过这些距离所需的时间($t$),即可根据$v=s/t$,求出神经冲动的传导速度。

【实验对象】

蟾蜍或蛙。

【器材与药品】

蛙类手术器械,标本屏蔽盒,带电极的接线若干,任氏液,BL-410 或 BL-420 生物信号采集处理系统。

【方法与步骤】

1. 制备蟾蜍坐骨神经干标本制备坐骨神经-腓神经标本，制作方法与制备坐骨神经-腓肠肌标本基本相同，除分离出坐骨神经外，还应分离出一段腓神经，以使神经干的长度尽量长些。分离过程中，避免牵拉神经，剪去神经分支及神经周围的结缔组织膜，神经两端要用细线扎住，将神经标本放入盛有任氏液的培养皿中备用。

2. 连接实验装置

(1) 连接神经标本盒与 BL-410 或 BL-420 的连线。

(2) 标本屏蔽盒内衬以浸湿林格液的滤纸，以增加盒内空气湿度，防止神经干迅速干燥。

(3) 将神经干标本放置在刺激电极($S_1$, $S_2$)、接地电极和引导电极上($R_1$, $R_2$, $R_3$)(图 4-3-1)。

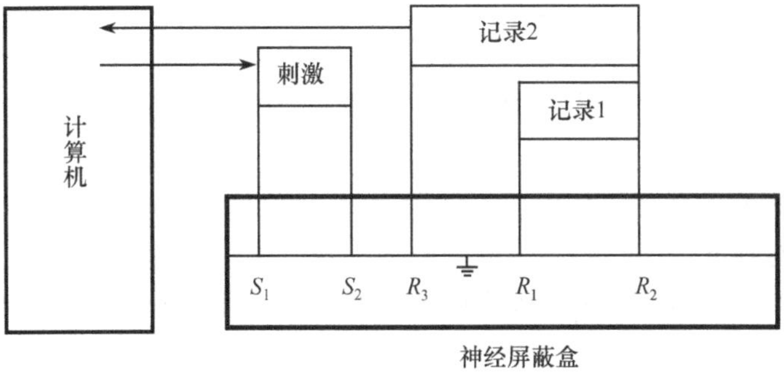


图 4-3-1　引导神经干动作电位实验装置示意图

(4) 启动 BL-420 生物信号采集处理系统，点击菜单“实验项目”，选择“神经干动作电位”。启动单刺激，逐步改变刺激幅度。

【观察项目】

1. 观察不同刺激强度对神经干动作电位的影响　逐渐增大刺激强度，找出刚能引起微小的神经干动作电位的刺激强度(阈强度)。继续增加刺激强度，神经干动作电位也相应增大，当动作电位增至最大时(不再随刺激强度而增大)，该刺激强度即为最大刺激强度。

2. 仔细观察双相动作电位波形　读出最大刺激时，双相动作电位上下相的幅度和整个动作电位持续时间。打印双相动作电位波形，测出其最大幅值及持续时间。

3. 观察把神经干标本放置方向倒换后，双相动作电位波形有何变化。

4. 测定动作电位传导速度

（1）给予神经干最大刺激强度的刺激，在通道 1、2 的采样窗中，可观察到先后形成的两个双相动作电位波形。

（2）采用的两个通道“比较显示公式”显示，使两个通道的波形重叠在一起，计算 $t_1$ 和 $t_2$ 之差。

（3）测量标本屏障盒中两对引导电极 $R_1$ 与 $R_3$ 之间的有效长度 $s$。计算神经冲动的传导速度（图 4-3-2）。

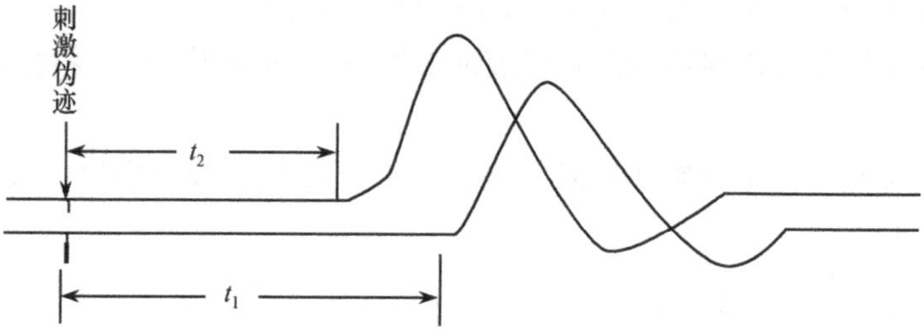


图 4-3-2　神经干动作电位传导速度的测定

5. 观察和测定单相动作电位波形（在损伤神经标本之前，可先做“神经干动作电位不应期的测定”的实验）。

（1）用镊子将两个记录电极之间的神经夹伤或用药物阻断，再刺激时呈现单相动作电位。

（2）读出最大刺激时单相动作电位的振幅值和整个动作电位持续时间数值。

（3）比较单相动作电位的上升时间和下降时间的长短，并分析与双相动作电位波形的关系。打印单相动作电位波形，测出其最大幅值及持续时间。

【思考题】

1. 什么叫刺激伪迹？应怎样鉴别？刺激伪迹是如何发生的？

2. 神经干动作电位的幅度在一定范围内随着刺激强度的变化而变化，这是否与单一神经纤维动作电位的“全或无”性质相矛盾？

3. 倒置神经干后，动作电位有何变化？为什么？

4. 双相动作电位的上、下两相的幅值为何不等？

5. 如果单用一对引导电极能否测出神经干动作电位的传导速度？为什么？

（蒋　萍　王俊芳）

# 实验四　神经干兴奋不应期的测定

**【实验目的】**

了解蛙类坐骨神经干动作电位发生后,神经干自身的兴奋性的规律性变化以掌握加深对不应期概念和意义的理解。

**【实验原理】**

神经组织和其他可兴奋组织一样,在接受一次刺激产生兴奋以后,其兴奋性将会发生规律性的变化,依次经过绝对不应期、相对不应期、超常期和低常期,然后再回到正常的兴奋水平。为了测定神经发生一次兴奋后兴奋性的变化,采用双脉冲刺激,可先给予一个中等强度的阈上刺激,在神经发生兴奋后,按不同时间间隔给予第二个刺激,以第二个刺激是否引起动作电位以及幅度的改变来测定神经兴奋性变化规律,测出神经干的不应期。

**【实验对象】**

蟾蜍或蛙。

**【实验器材】**

蛙类手术器械,标本屏蔽盒,带电极的接线若干,任氏液,BL-420 生物信号采集处理系统。

**【方法与步骤】**

1. 制备蟾蜍坐骨神经干标本(同本章实验三)。
2. 连接实验装置(同本章实验三)。点击 BL-420 菜单“实验项目”,选择“神经干动作电位不应期的测定”。

**【观察项目】**

给予神经干最大刺激强度,逐步改变刺激间隔时间,随着双脉冲时间间隔的缩短,逐渐缩短两个刺激方波之间的间隔,可见第二个动作电位向第一个动作电位逐渐靠近,当第二个动作电位幅值开始减小时,记下刺激间隔($t_2$);继续缩短刺激间隔直至第二个动作电位消失,记下此时的刺激间隔($t_1$),动作电位开始至 $t_1$ 为绝对不应期，$t_1 \sim t_2$大致为相对不应期。

【实验结果】

1. 将观察到的结果打印或描画于报告上。
2. 标出神经干动作电位不应期。

【思考题】

1. 本实验中为什么要用最大刺激，而不用阈刺激？
2. 在接受一次刺激产生兴奋以后，神经干为什么会出现不应期？

（蒋　萍　孙　湛）

## 实验五　蛙心起搏点观察

【实验目的】

利用改变局部温度和结扎的方法，观察蛙心起搏点和蛙心脏不同部位的自律性高低，从而加深对正常起搏点和异位起搏点的理解。

【实验原理】

心脏活动的一大特点是它本身具有自动节律性，蛙心起搏点位于静脉窦。在哺乳动物心脏已没有静脉窦这一结构，正常心跳的起搏点是窦房结，其自律性最高，正常情况下，窦房结是主导整个心脏兴奋和跳动的正常部位，故称之为正常起搏点。其他部位自律组织则受窦房结的控制，并不表现它们自身的自动节律，只是起着兴奋传导的作用，故称之为潜在起搏点。以窦房结为起搏点的心脏节律性活动称为窦性心律。以窦房结以外的部位作为起搏点的心脏活动称为异位节律。

【实验对象】

蟾蜍或蛙。

【器材与药品】

蛙类手术器械，任氏液，丝线，试管等。

【方法与步骤】

1. 标本制备

（1）取蛙一只，用探针破坏脑和脊髓后，将蟾蜍仰卧固定在蛙板上。

（2）用剪刀剪开胸骨表面皮肤并沿中线剪开胸骨，可见心脏包在心包中。用镊子提起心包（注意不要夹在心肌上），再用眼科剪将心包剪开，暴露心脏。

2. 就暴露的心脏（图 4-5-1） 识别左右心房，动脉圆锥、主动脉干、心室。观察心室在收缩时容积减小，颜色变为浅红色，舒张时容积增大，颜色变红。将心脏轻轻翻过去，识别静脉窦及前、后腔静脉。观察心脏的搏动从哪里开始，以及静脉窦、心房和心室的搏动顺序。

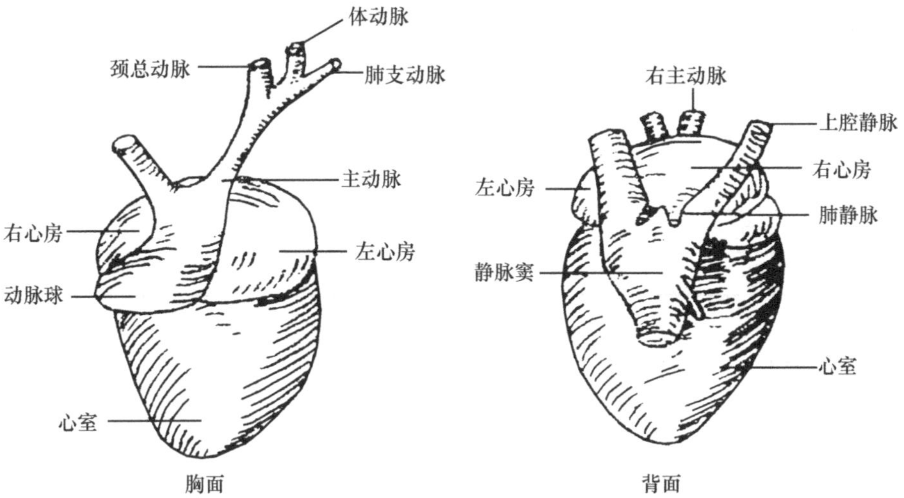


图 4-5-1 蛙心解剖示意图

（1）分别计数它们在单位时间内的跳动次数，作为正常对照心跳频率填入实验记录表格（表 4-5-1）。

（2）用盛有 35～40℃热水的小试管先后接触心室、心房和静脉窦以改变它们的温度，并观察和记录心跳频率的变化。

（3）用细镊子在主动脉干下穿一线备用，再用细玻璃分针轻轻穿过心脏后面将心尖翻向头端，暴露心脏背面，找到静脉窦和心房交界的半圆形白线（窦房沟），然后将预先穿入的线沿着半月线进行结扎，以阻断静脉窦和心房之间的兴奋传导，观察心房、心室跳动是否停止？静脉窦是否仍照常跳动？

（4）心房、心室如已恢复跳动，则分别计数单位时间内静脉窦和心房、心室跳动次数，并观察它们的跳动是否一致？

(5) 用丝线在心房和心室交界处结扎，观察心室是否跳动，如跳动，则分别计数单位时间内心房、心室跳动次数，并观察其跳动是否一致。

【注意事项】

1. 脑和脊髓的破坏一定要完全，以排除神经因素对心跳的影响。
2. 剪开心包时切勿损伤心脏。
3. 加温时接触部位一定要准确。
4. 结扎部位一定要准确。

【实验结果】

表 4-5-1　蛙心起搏点观察记录表

| 对照 | | 静脉窦(次/分钟) | 心房(次/分钟) | 心室(次/分钟) |
|---|---|---|---|---|
| | | | | |
| 加温 | 心室 | | | |
| | 心房 | | | |
| | 静脉窦 | | | |
| 第一结扎 | | | | |
| 第二结扎 | | | | |

【思考题】

1. 两栖类心脏不同部位的自律性高低顺序是怎样的？
2. 实验中两次结扎分别证明什么问题？

(马　琪　阿斯海提)

# 实验六　期前收缩与代偿间歇

【实验目的】

通过对心脏施加额外刺激的方法，观察和了解期前收缩和代偿间歇产生的原理，验证心肌兴奋后兴奋性变化及其特点。

【实验原理】

心肌兴奋性的特点是有效不应期长，几乎相当于整个收缩期和舒张早期。因此在心脏收缩期中，任何刺激都不能引起心肌兴奋收缩。意义：保证了心肌收缩和舒张交替进行，有利于心室的充盈和射血。在舒张中晚期，在正常节律性兴奋到达以前，给心脏施加较强刺激可引起一个提前出现的兴奋和收缩，分别称为期前兴奋和收缩。期前兴奋也有不应期，如果窦性兴奋紧接在期前兴奋到达心房或心室，由于正处于期前兴奋的有效不应期内，故不能引起心房或心室新的收缩，即出现一次"脱失"，需待下一次窦房结的兴奋到来才能引起心房或心室兴奋，因此，在一次期前收缩之后，往往会出现一段较长时间的心室舒张期，称为代偿间歇。

【实验对象】

蟾蜍或蛙。

【器材与药品】

蛙类手术器械，刺激电极，蛙心夹，任氏液，BL-420 生物信号采集处理系统。

【方法与步骤】

1. 取青蛙或蟾蜍一只，破坏脑和脊髓，将其仰卧固定于蛙板上。由剑突水平向两肩关节方向剪开皮肤，然后沿胸骨打开胸腔，剪开心包，充分暴露心脏。

2. 将与换能器相连线的蛙心夹在心室舒张期夹住心尖。将与计算机连接的刺激电极的两端分别与蛙心夹和蟾蜍的身体相连（图 4-6-1）。

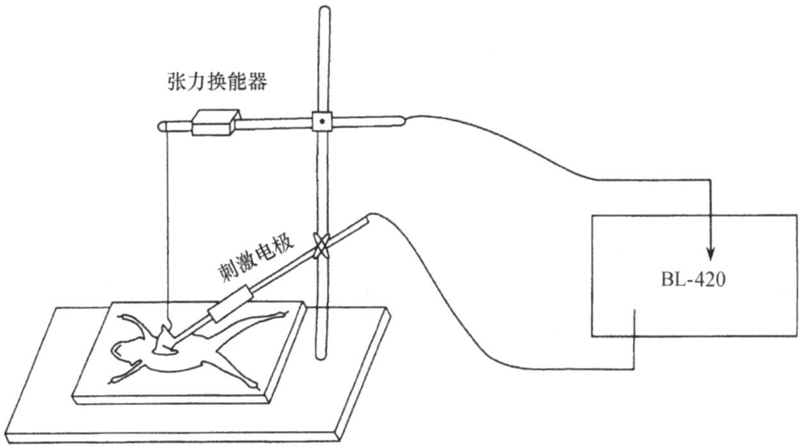


图 4-6-1　在体蛙心电刺激及心搏曲线记录装置

3. 打开生物信号采集系统，在"实验项目"中选择"期前收缩、代偿间歇"模块，调节适当的参数，通道显示出正常的节律性心脏收缩曲线。调节基线位置。调节刺激频率到单刺激，选择中等大小的刺激强度。记录正常心脏收缩曲线。

4. 分别在心舒张早、中、晚期等不同时刻用鼠标点击“刺激”按钮，给予心室一次刺激，注意心跳曲线的变化。观察刺激落在心室收缩期和舒张早期能否引起期前收缩，当刺激落在舒张早期之后能否引起期前收缩。如能引起期前收缩，观察其后是否出现代偿间歇（收缩之后出现一个较长的舒张期）。

【注意事项】

1. 实验过程中，注意用任氏液保持心脏表面的湿润。

2. 每刺激一次心室后，要让心脏恢复 2~3 个正常波动，保证刺激电极在心缩期和心舒期均接触良好。

【思考题】

1. 实验中两次结扎各欲证明什么问题？

2. 根据记录曲线，解释产生期前收缩和代偿间歇的原因。

（马　琪　李士勇）

# 实验七　心血管活动的调节

【实验目的】

本实验的目的是通过家兔急性实验采用动脉血压直接测量法观察各种神经、体液因素对动脉血压的影响，加深理解心脏与血管活动的神经体液调节机制。

【实验原理】

心脏受交感神经系统的心交感神经和副交感神经系统的迷走神经的双重支配。心交感神经节后神经元轴突末梢释放递质去甲肾上腺素，与心肌细胞膜上的肾上腺素能 $\beta_1$ 受体结合，使心脏产生正性变时、变力、变传导作用，从而使心率加快，房室传导速度加快，心房肌和心室肌的收缩能力增强，血压升高。心迷走神经节后神经元轴突末梢释放递质乙酰胆碱，与心肌细胞膜上的 M 型胆碱能受体结合，对心脏产生负性变时、变力、变传导作用，从而使心率减慢，心房肌收缩力减弱，不应期缩短及房室传导速度减慢，心排血量减少，血压下降。

支配血管的自主神经主要是交感缩血管神经，节后神经元轴突末梢释放递质去甲肾上腺素，与血管平滑肌的肾上腺素能 $\alpha$ 受体结合时主要引起缩血管效应，外周阻力增加。与 $\beta_1$ 受体结合则引起血管平滑肌舒张。但是，去甲肾上腺素与 $\alpha$ 受体的亲和力强，故以缩血管效应为主。

中枢通过反射活动调节心血管的活动，改变心排血量及外周阻力，从而调节动脉血压。

心血管活动尚受循环血液中体液因素的调节，其中主要有肾上腺素和去甲肾上腺素。

【实验对象】

家兔。

【器材与药品】

生物信息采集系统，血压换能器，保护电机，兔手术台，哺乳动物手术器械，动脉插管，注射器，20%氨基甲酸乙酯溶液，生理盐水，肝素，1∶10 000去甲肾上腺素，5∶100 000肾上腺素，1∶100 000乙酰胆碱。

【方法与步骤】

（1）麻醉和动物固定：兔称重后，按5ml/kg体重的剂量由兔耳缘静脉缓慢注入20%氨基甲酸乙酯溶液将动物麻醉。注射过程中注意观察动物的肌张力、呼吸频率及角膜反射的变化，防止麻醉过深。麻醉好的动物仰卧固定于手术台上，注意颈部必须放正拉直。

（2）手术

1）用剪刀剪去颈部的毛，做长5～7cm的正中切口，钝性分离皮下组织和肌肉，即可见到气管，在气管下方备一棉线，在第2～3气管软骨环做一倒"T"型切口。插入气管插管并结扎固定（图4-7-1）。

2）分离颈部血管和神经：将气管两旁的肌肉拉开，便可在气管两侧的深部找到颈动脉鞘，内有颈总动脉、迷走神经、减压神经和交感神经。仔细辨认并小心分离，在右侧减压神经和交感神经下穿不同颜色湿丝线备用。然后分离双侧的迷走神经和颈总动脉，穿线备用。

3）动脉插管术：分离右侧颈总动脉3cm左右，近心端用动脉夹夹闭，远心端用线结扎。耳缘静脉注入肝素1ml，然后在结扎的近端剪一斜口，向心脏方向插入动脉插管，用线将插管与动脉扎紧，防止滑脱。放开动脉夹，记录动脉血压。

【观察项目】

1. 记录正常血压曲线和心搏曲线。

2. 夹闭颈总动脉　夹闭一侧颈总动脉15秒，观察血压和心搏变化。

3. 刺激减压神经　先用保护电极刺激完整的右侧减压神经，观察血压变化。然后结扎并剪断，以中等强度电流分别连续刺激其中枢端和外周端，观察血压

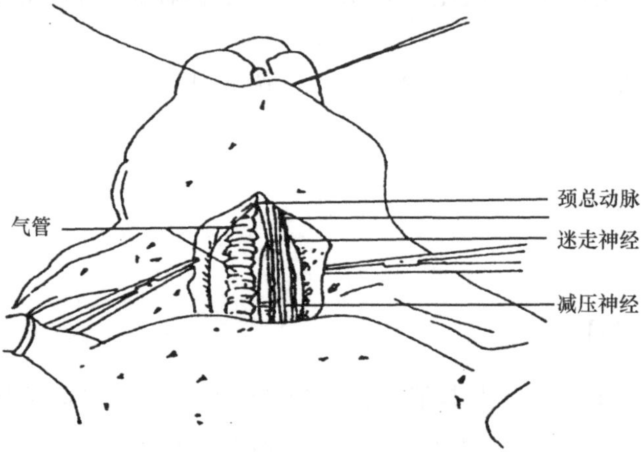


图 4-7-1 家兔颈部结构示意图

变化。

4. 刺激迷走神经 先用保护电极刺激完整的右侧迷走神经，观察血压和心搏变化。然后结扎并剪断，以中等强度电流分别连续刺激其中枢端和外周端，观察血压和心搏变化。

5. 静脉注射去甲肾上腺素 由耳缘静脉注入 1∶10 000 去甲肾上腺素 0.3ml，观察血压变化。

6. 静脉注射乙酰胆碱 由耳缘静脉注入 1∶100 000 乙酰胆碱 0.3ml，观察血压和心搏变化。

7. 静脉注射肾上腺素 由耳缘静脉注入 5∶100 000 肾上腺素 0.3ml，观察血压和心搏变化。

【注意事项】

1. 手术过程中避免损伤神经和血管。
2. 每项实验后，应等血压基本恢复并稳定后再进行下一项。

【思考题】

1. 在心血管活动调节实验中，为什么常选用家兔进行？
2. 解释各项实验结果。
3. 试比较肾上腺素和去甲肾上腺素的作用有何不同？为什么？

（蒋 萍 王俊芳）

# 实验八　离体小肠平滑肌运动的观察

【实验目的】

学习动物离体器官灌流的方法，观察化学物质对离体小肠平滑肌运动的影响，加深对消化道平滑肌生理特性的理解。

【实验原理】

消化道平滑肌具有与心肌、骨骼肌一样，具有肌肉组织共有的特性，如兴奋性、传导性和收缩性，但是又表现出与骨骼肌、心肌所不同的特点，即兴奋性低，收缩缓慢，富有伸展性，具有自动节律性、紧张性，以及对化学、温度和机械牵张刺激较为敏感，在这些因素的作用下，可表现出不同的反应。本实验所用的测量离体小肠平滑肌活动的方法，不仅在理论上可以证明平滑肌活动的特点，而且这种方法还可用来测定微量化学物质或药物的生物学特性。

【实验对象】

兔或豚鼠。

【器材与药品】

自动调节恒温麦氏浴槽，生物信号采集处理系统，张力换能器，铁支架，微调固定器，温度计，1ml 注射器，烧杯，球胆，台氏溶液，1∶10 000 肾上腺素溶液，1∶10 000 乙酰胆碱溶液，1% $CaCl_2$溶液，NaOH 溶液(1mol/L)，HCl 溶液(1mol/L)等。

【方法与步骤】

1. 离体组织灌流装置的准备　自动调节恒温麦氏浴槽，事先向中心管内加台氏液 10ml，在玻璃管壁上做一标记。实验时加台氏液，每次均加到这一标记处。开启恒温槽，使其温度保持于 38℃。通气管用橡皮管与球胆相连，球胆内装有混合气体(5% $CO_2$和 95% $O_2$)，通气管前端较细，使逸出的气泡细小而均匀。台氏液储瓶放置较高位置，与平滑肌槽入口相连(途中有恒温装置)，以便做更换台氏液之用。

2. 制备标本　将兔或豚鼠执于手中倒悬，用木槌猛击后脑部，使其昏迷，立即剖开腹腔，找出胃幽门与十二指肠交界处，以此处为起点取长 20~30cm 的肠管。用台氏液冲肠段内容物，置于低温(4~6℃)的台氏液内。实验时剪取一段长约

2cm 的肠段,用细丝线于其两端各扎一结,一端系于固定钩上,另一端与张力换能器相连,适当调节换能器高度,使其与标本之间松紧度合适。并且注意连线垂直,不得与浴槽的管壁接触,以避免摩擦。

3. 连接实验装置　张力换能器输入端连至相应通道,启动 BL-410、420 生物信号采集处理系统,点击 BL-410、420 菜单“实验/常用生理学实验”,选择“离体肠肌运动”。

## 【观察项目】

1. 自动节律收缩　描记一段离体小肠平滑肌的收缩曲线,此时不给予任何刺激,观察收缩曲线的节律、波形和幅度(注意:收缩曲线的基线升高,表示小肠平滑肌的紧张性升;相反,收缩曲线的基线下降,表示紧张性降低)。

2. 乙酰胆碱的作用　用 1ml 注射器取 1 ∶10 000 乙酰胆碱溶液 0. 3ml,插入中心管内。将乙酰胆碱注入后,观察小肠平滑肌的收缩曲线的变化。在观察到明显的效应后,更换台氏液,反复 3 次,以洗涤残留的乙酰胆碱。待平滑肌收缩恢复后,进行下一观察。

3. 肾上腺素的作用　同上法,将 1 ∶10 000 肾上腺素溶液 0. 3ml 注入中心管内,观察小肠平滑肌的收缩变化。

4. 氯化钙的作用　同上法注入 1% $CaCl_2$溶液 0. 3ml,观察平滑肌的反应。

5. 盐酸的作用　同上法注入 1mol/L 的 HCl 溶液 0. 3ml,观察平滑肌的反应。

6. 氢氧化钠的作用　给予 1mol/L 氢氧化钠溶液 0. 3ml,观察平滑肌的反应。

## 【注意事项】

1. 加药液以前,应先准备好更换用的 37℃的台氏液。

2. 上述各药液加入的量系参考数据,可以根据平滑肌的反应而改变加入量。

3. 每次效果明显后,立即放掉含药液的台氏液,并冲洗多次,以免平滑肌出现不可逆反应。

## 【思考题】

1. 制备小肠平滑肌标本时,为什么要取小肠上段,尤其是十二指肠段的平滑肌?

2. 哪些条件可以影响离体小肠活动? 为什么?

3. 通过本实验,消化道平滑肌的生理特点主要表现在哪些方面? 试解释各实验项目中观察到的现象。

(王红梅)

# 实验九　影响尿生成的因素

**【实验目的】**

观察神经体液等因素对尿生成的影响。

**【实验原理】**

肾脏是一个多功能器官,其主要功能之一是泌尿功能。肾脏通过调节肾血流量、肾小球滤过率、肾小管排泄与重吸收以及排泄体内代谢物质以维持机体内环境的稳定。动脉血压与血容量的变化以及肾自身调节与一些神经体液因素的变化,可影响肾脏尿液生成。

**【实验对象】**

家兔。

**【器材与药品】**

家兔手术台,哺乳动物手术器械一套,注射器,多色丝线,纱布,输液装置,生物信号采集系统,压力换能器,动、静脉插管,三通管,导尿管,双极保护电极,恒温水浴锅,尿糖试纸,生理盐水,20%乌拉坦溶液,20%葡萄糖注射液,0.2%肝素生理盐水溶液,1∶10 000去甲肾上腺素溶液,垂体后叶素,呋塞米(速尿),0.6%酚红溶液,10% NaOH溶液。

**【方法与步骤】**

1. 家兔称重后,自耳缘静脉注入20%乌拉坦溶液(5ml/kg)进行麻醉。仰卧位固定于兔台上,剪去颈部的被毛。

2. 在颈部正中切皮,分离皮下组织,暴露气管并进行气管插管,分离左侧颈总动脉、颈外静脉和右侧迷走神经并分别穿线备用。

3. 分别进行颈外静脉插管(输液用)和颈动脉插管(测血压)。

4. 将导尿管(头部沾有液状石蜡,管内充满水)插入尿道中。

5. 手术完成后,让动物安静5分钟,调整各记录装置,描记动脉血压和尿量作为正常对照。

**【观察项目】**

1. 记录正常尿量。

2. 自耳缘静脉迅速注射38℃生理盐水2ml，观察血压和尿量的变化。

3. 先收集尿液2滴进行尿糖定性试验作为对照，然后自耳缘静脉注射20%葡萄糖溶液(1.5ml/kg)。观察血压和尿量的变化。并取尿液2滴做尿糖定性试验。观察尿糖浓度与尿量高峰的关系。

4. 由耳缘静脉注入1∶10 000去甲肾上腺素溶液0.3ml，观察血压和尿量的变化。

5. 由耳缘静脉注入呋塞米注射液0.2ml，观察血压和尿量的变化。

6. 由耳缘静脉注射0.6%酚红注射液0.5ml，用盛有10% NaOH溶液1ml的培养皿接取尿液。当尿液中有酚红排出时，遇NaOH液即呈现红色。记录开始注射至尿中出现酚红所需时间。并且注意酚红出现有几次高峰。

7. 由耳缘静脉注入垂体后叶素2单位，观察血压和尿量的变化。

8. 结扎并剪断右侧迷走神经，用中等强度的脉冲电流刺激其外周端20～30秒使血压维持在40～50mmHg，观察血压和尿量的变化。

**【注意事项】**

1. 实验前应给兔多喂青菜，或用橡皮导尿管向兔胃中灌入40～50ml清水，以增加其基础尿量。

2. 实验最好选用雄性家兔，以便使导尿管顺利插入。导尿管插入深度以尿液顺利引出为准，如尿液流出不畅可适当转拔导尿管。

3. 注意保护兔耳缘静脉。

**【思考题】**

1. 记录各项实验中血压和尿量的变化结果，解释各项试验结果。

2. 血压的高低与尿量之间有何种关系？是否是绝对平行的关系？述说其道理。

3. 尿糖浓度与尿量关系如何？为什么？

（马　琪）

## 实验十　大脑皮质运动区功能定位

**【实验目的】**

观察电刺激大脑皮质运动区的不同区域引起的肌肉运动，了解皮质运动区的功能定位特征。

【实验原理】

大脑皮质运动区通过锥体系和锥体外系控制脊髓前角运动神经元和脑神经运动神经元的活动,以支配肌肉的运动。皮质运动区对肌肉运动的支配呈有序的排列,且随动物的进化逐渐精细。鼠和兔的大脑皮质运动区功能定位已具有一定的雏形,而灵长类动物和人类的皮质运动区已具有精细的功能定位。电刺激大脑的某些部位,能引起特定肌肉或肌群的收缩运动。皮质运动区功能定位的特征是:投射纤维左右交叉;整体倒置投射,但头面部是正立的;投射区域面积的大小与运动的精细程度有关。

【实验对象】

家兔。

【器材与药品】

1. 器材 哺乳动物常用手术器械一套,兔手术台,骨钻,咬骨钳。
2. 药品 20%氨基甲酸乙酯溶液,温生理盐水,骨蜡或明胶海绵。

【方法与步骤】

1. 称重 将实验动物兔称重。
2. 麻醉 耳缘静脉注射20%氨基甲酸乙酯溶液(3ml/kg),判断麻醉效果。
3. 固定 麻醉后将其仰卧位固定于手术台,剪去颈前区被毛。
4. 颈部手术 颈部正中切口5~7cm,分离皮下筋膜、肌肉。分离气管,在第3~4个软骨环间做倒“T”字形环行切口,插入气管插管。
5. 开颅手术 将兔改为俯卧位固定。剪去头部的被毛,在头顶部正中纵行切开皮肤,再自中线切开骨膜,以刀柄剥离肌肉,推开骨膜。用骨钻在一侧冠状缝后矢状缝外的骨板上钻孔(图4-10-1)勿伤及硬脑膜。用咬骨钳沿骨孔逐渐扩大创口,直至两侧大脑半球表面基本暴露。注意不能损伤硬脑膜血管,需要时用明胶海绵止血。用小镊子夹起硬脑膜并仔细剪开,暴露脑组织。将37℃液状石蜡滴在脑组织表面,以保护脑组织。术毕解开动物固定绳,以便观察躯体运动效应。

【观察项目】

1. 用适宜强度的刺激(波宽0.1~0.2ms,电压5~10V,频率20~100Hz)逐点刺激大脑皮质的不同部位,观察并记录刺激引起的骨骼肌反应情况。每次刺激5~10秒,每次刺激后休息约1分钟。
2. 在皮质轮廓图(预先绘制)上标出对应各个部位肌肉运动的皮层刺激点(图4-10-2)。

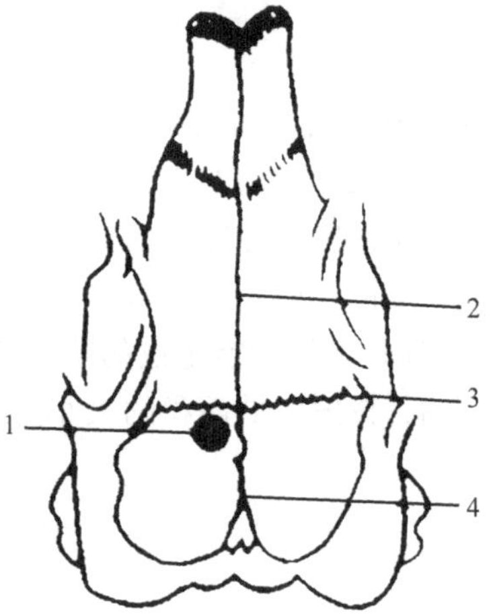


图 4-10-1 兔颅骨标志图

1. 钻孔处;2. 矢状缝;3. 冠状缝;4. 人字缝

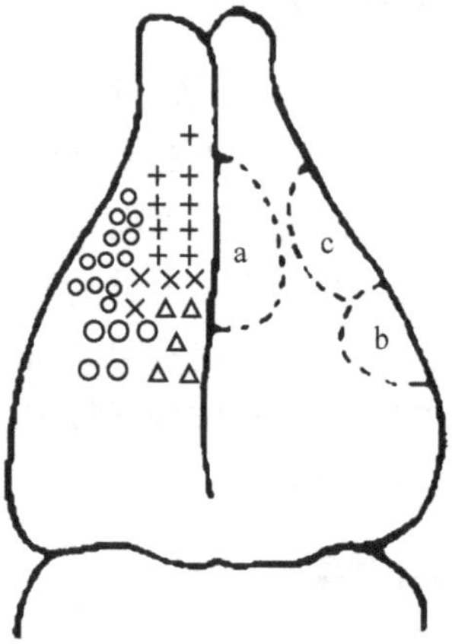


图 4-10-2 兔皮质功能定位图

a. 中央后区;b. 脑岛区;c. 下颌运动区;○. 头、下颌;△. 前肢;+. 颜面肌和下颌;×. 前肢和后肢

3. 在另一侧大脑皮质上重复上述实验。

【注意事项】

1. 麻醉不可过深。

2. 在开颅手术接近矢状缝时尤要注意勿损伤矢状窦,避免大出血,可将手术刀柄伸入矢状缝下,使矢状窦与骨板分离。继续向对侧扩大开口,使大脑两半球大部分暴露。

3. 刺激电极的距离要小,但勿短路。刺激不宜过强。刺激大脑皮质引起骨骼肌收缩的潜伏期较长,故每次刺激应该持续 5~10 秒才能确定有无反应。

【思考题】

1. 刺激兔大脑皮质一定区域对一定部位的躯体运动有何影响?这种现象说明什么?

2. 进行大脑皮质诱发电位实验,对动物麻醉有何要求?为什么?

3. 术中如果出现少量渗血、涌血、大出血时该如何处理?

(蒋 萍)

# 实验十一 去大脑僵直

**【实验目的】**

观察去大脑僵直现象,了解高位中枢对肌紧张的调节作用。

**【实验原理】**

中枢神经系统对肌紧张具有易化和抑制作用。在正常情况下,通过这两种作用使肌肉保持适当的紧张度,以维持机体的正常姿势。脑干网状结构是这两种作用发生功能联系的一个重要整合机构。在动物中脑的上、下丘之间横切脑干(此种动物称去大脑动物),则抑制肌紧张的作用减弱而易化作用相对增强,动物出现四肢伸直、头尾昂起、脊柱后挺等伸肌紧张性亢进的特殊姿势,称去大脑僵直。

**【实验对象】**

家兔。

**【器材与药品】**

1. 器材　哺乳动物常用手术器械一套,兔手术台,骨钻,咬骨钳。
2. 药品　20%氨基甲酸乙酯溶液,温生理盐水。

**【方法与步骤】**

1. 称重　将实验动物兔称重。
2. 麻醉　耳缘静脉注射20%氨基甲酸乙酯溶液(5ml/kg),判断麻醉效果。
3. 固定　麻醉后将其仰卧位固定于手术台,剪去颈前区被毛。
4. 颈部手术　颈部正中切口5~7cm,分离皮下筋膜、肌肉。

(1) 气管插管:分离气管,在第3~4个软骨环间做倒“T”字形环行切口,插入气管插管。

(2) 分离两侧颈总动脉穿线结扎。

5. 开颅手术　将兔改为俯卧位固定。剪去头部的被毛,在头顶部正中纵行切开皮肤,再自中线切开骨膜,以刀柄剥离肌肉,推开骨膜。用骨钻在一侧冠状缝后矢状缝外的骨板上钻孔(图4-11-1),勿伤及硬脑膜。用咬骨钳沿骨孔逐渐扩大创口,咬去人字缝处的颅骨,暴露大脑后缘。解开动物固定绳,以便观察躯体运动效应。

6. 横切脑干　将兔头托起,使鼻骨前缘与桌面成60°角,用手术刀柄从大脑半球后缘轻轻翻开半球，露出四叠体(上丘较粗大，下丘较小)，然后用手术刀刀背(或切脑刀)在上、下丘之间，略向前倾斜切至颅底，同时向两侧拨动、推压，将脑干完全切断(图 4-11-1)。

可见兔四肢伸直，头后仰，尾上翘，呈角弓反张状态，即为去大脑僵直现象(图 4-11-2)。

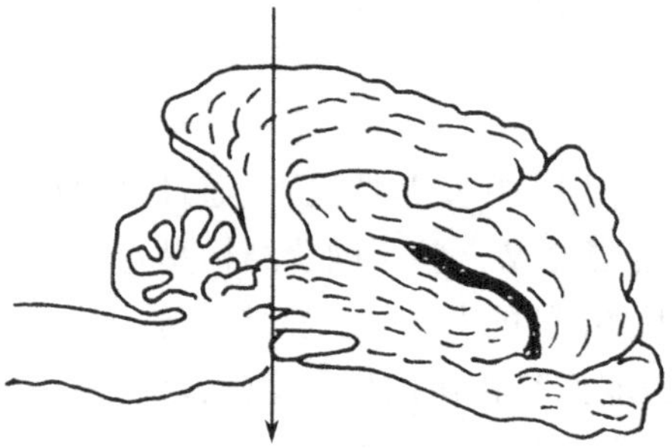

图 4-11-1　在上、下丘之间切断脑干

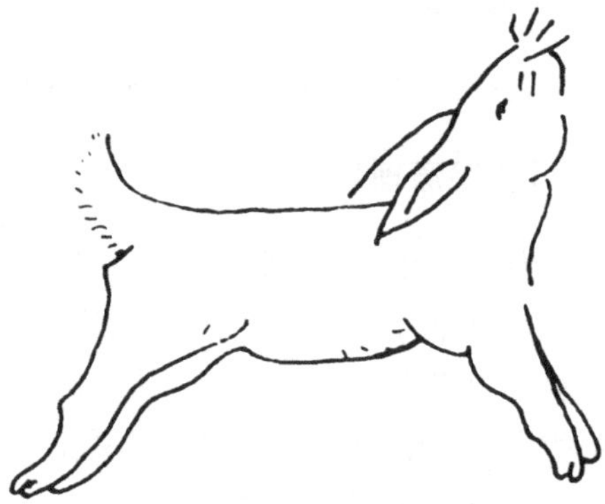

图 4-11-2　兔去大脑僵直现象

【注意事项】

1. 在开颅手术接近矢状缝和人字缝时尤要注意勿损伤矢状窦和横窦，避免大出血。

2. 切断脑干的部位不能过低，以免伤及延髓呼吸中枢，引起呼吸停止。

3. 如果切断部位偏高，不出现去大脑僵直现象，可将刀背稍向尾侧倾斜再切一刀。

【思考题】

1. 何谓去大脑僵直？去大脑僵直产生的机制是什么？

2. 在中脑水平切断兔脑，动物姿势有何变化？为什么？如在下丘后方再次横断脑干，动物姿势有何变化？为什么？

3. 如果在上述结果的基础上切断脊髓后根，将会对肌紧张产生什么影响？为什么？

4. 去大脑僵直为何表现伸肌的肌紧张增强，而不表现屈肌的肌紧张增强？

(蒋　萍)

# 实验十二　反射弧的分析与脊髓反射的观察

【实验目的】

用脊蛙分析、观察屈肌反射反射弧的组成部分；探讨反射弧的完整性与反射活动的关系；观察脊髓的反射活动并研究脊髓反射中枢活动的若干特征。

【实验原理】

在中枢神经系统参与下，机体对内外环境变化所做出的规律性应答称为反射。一些较简单的反射只需通过中枢神经系统的低级部位就能完成，而较复杂的反射需要较高级中枢部位的整合方能完成。反射活动的结构基础是反射弧，它一般包括感受器、传入神经、神经中枢、传出神经和效应器五部分。反射弧的任何部分受到破坏均不能实现完整的反射活动。脊髓与高位中枢断离的动物称为脊动物（如脊蛙、脊猫），此时动物产生的各种反射活动为单纯的脊髓反射。由于脊髓已失去高级中枢的正常调节作用，故利于观察和分析研究反射过程的某些特征。

在反射活动中，由于神经元特别是中间神经元联系方式的不同，使反射活动表现出某些特征，如反射时（完成某一反射所需的时间）的长短、反射活动空间范围的大小、持续时间长短等。

【实验对象】

青蛙或蟾蜍。

【器材与药品】

器材：蛙类手术器械 1 套，铁支架，双凹夹，电刺激器，刺激电极，秒表，棉球，纱布，培养皿，150ml 烧杯 4 个。

药品：0.5% 硫酸，2% 硫酸溶液，棉花等。

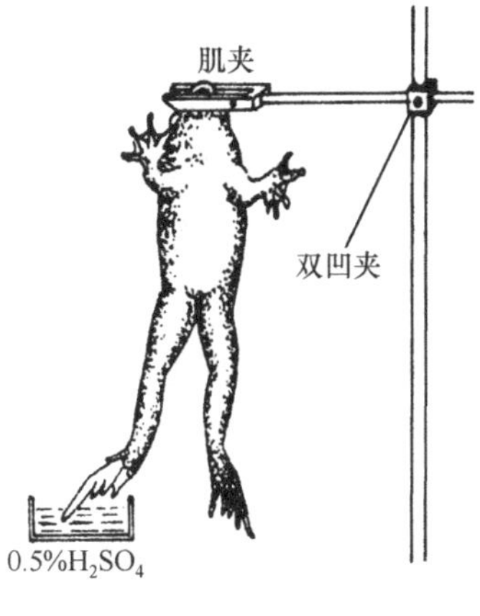

图 4-12-1　反射弧的分析实验装置图

【方法与步骤】

制备脊动物：取蟾蜍或青蛙一只，用粗剪刀横向伸入口腔，从鼓膜后缘处剪去颅脑部，保留其下颌，用棉球压迫创口止血，制成脊蟾蜍。或用探针由枕骨大孔刺入颅腔，捣毁脑组织以制备脊蟾蜍。

用肌夹夹住下颌，将脊蟾蜍悬挂在铁支架上(图4-12-1)。

【观察项目】

1. 搔扒反射　将浸以硫酸的小滤纸片一块，贴在蟾蜍腹部下段皮肤上，可见四肢向此处搔扒，直到除掉滤纸片为止。之后用清水冲洗皮肤。

2. 反射时测定　用培养皿盛 0.5% 硫酸溶液，将蟾蜍任一后肢的脚趾尖浸入硫酸溶液中，同时用秒表记录从浸入时起至腿发生屈腿反射所需要的时间，即反射时。观察后立即将该足趾浸入清水中浸洗数次，然后用纱布拭干，按上法重复三次，求其平均值。

3. 反射中枢活动的某些基本特征

(1) 空间性总和：将两对刺激电极各连入刺激器的输出端，分别接触蟾蜍同一后肢互相紧靠的两处皮肤，并各找出接近阈值的单个阈下电刺激强度。当分别进行单个电刺激时均不引起反应，然后以同样的阈下刺激强度，同时刺激上述两处皮肤，观察其结果如何，有无反射发生。

(2) 时间性总和：只用一对电极，以上述阈下刺激强度做连续刺激，观察其结果如何。

(3) 后发放：用适宜强度的连续电刺激刺激蟾蜍后肢皮肤，至出现屈肌反射即停止刺激，观察是否有连续的反射活动发生。并以秒表计算自刺激停止时起，到反射动作结束之间共持续多长时间。

(4) 扩散：将一个电极放在蟾蜍后肢皮肤上，先给予弱的连续阈上刺激，观察反应。然后依次增加刺激强度，观察每次增加强度所引起反射的空间范围有何变化。比较弱刺激与强刺激的结果有何不同。

(5) 抑制：用上述方法测定反射时，然后用止血钳夹住一侧前肢，待动物安静后给一个较强的刺激，再测反射时，观察其有无延长。

4. 反射弧分析

(1) 用培养皿盛 0.5% 硫酸溶液，将蟾蜍左侧后肢的中趾趾尖浸于硫酸溶液中，观察反射活动有无发生，然后用烧杯盛自来水洗去皮肤上的硫酸液并用纱布轻轻拭干。

(2) 沿左侧后肢踝关节上方做一环状皮肤切口，将足部皮肤剥掉，重复(1)。

(3) 按(1)的方法以硫酸液刺激右侧足趾尖，观察反射活动。

(4) 在右侧大腿背侧剪开皮肤，在股二头肌和半膜肌之间分离找出坐骨神经，将该侧坐骨神经做双向结扎，在结扎中间将神经剪断。重复步骤(3)。

(5) 刺激神经两端：分别以连续方式电刺激右侧坐骨神经中枢端、外周端，观察同侧及对侧后肢反应。

(6) 将浸以 2% 硫酸液的小滤纸片一块，贴在蟾蜍下腹部皮肤上，观察蟾蜍有无出现搔扒反射，然后用清水洗掉腹部皮肤上硫酸液并拭干。

(7) 用探针捣毁脊髓后并重复(6)观察蟾蜍有无出现搔扒反射。

(8) 重复(5)观察反应。

(9) 刺激腓肠肌：直接刺激右侧腓肠肌，观察有何反应。

【注意事项】

1. 用硫酸时应特别小心，严防滴漏到皮肤、衣服和实验台上。

2. 剪除颅脑部位应适当，太高则部分脑组织保留，可能会出现自主活动，太低则伤及上部脊髓，可能使上肢反射消失。

3. 浸入硫酸的部位应限于趾尖，勿浸入太多。

4. 测定反射时，每次浸入硫酸的足趾及其范围应该相同，以便使每次刺激部位和强度相同，每次测定后必须用清水冲洗足部并擦干。

【思考题】

1. 反射中枢活动的基本特征有哪些？

2. 何谓屈肌反射和对侧伸肌反射？

3. 何谓反射时？影响反射时的因素有哪些？

4. 除屈肌反射和搔扒反射外，你还可以举出哪些脊髓反射？

（马　琪）

# 第五章 综合实验

## 实验一 急性肺水肿及治疗

【实验目的】

1. 复制家兔实验性水肿模型。
2. 了解急性肺水肿表现及其发生机制。
3. 探讨急性肺水肿的治疗方案。

【实验原理】

肺水肿系指过多液体积聚在肺间质或溢入肺泡腔内的病理过程。根据其主要发生机制可分为压力性肺水肿、通透性肺水肿和混合性肺水肿三种类型。而混合性肺水肿的发生既有有效滤过压的增高,又有微血管壁通透性的增加。本实验主要是通过静脉大量滴注生理盐水并注射肾上腺素导致急性心源性肺泡性肺水肿。肾上腺素综合效应表现为体循环血管强烈收缩,回心血量急剧增增加,血液由体循环大量转入肺循环使肺血容量急剧增多,流体静压急剧增高,并致肺毛细血管内皮受牵拉,细胞连接部位开裂,微血管通透性过度增加,最终致急性混合性肺水肿发生。

【实验对象】

家兔,雌雄不限。

【器材与药品】

动脉插管,气管插管,静脉导管及静脉输液装置,注射器,兔急性手术器械,烧杯,纱布,线,胶布,兔手术台,血气分析仪,BL-420 生物信息采集系统,婴儿秤,肾上腺素,呋塞米,山莨菪碱。

【观察项目】

呼吸,心率;血压;颈静脉压;啰音;血气;气管插管内是否有分红色泡沫液体流出;肺系数;肺大体改变。

【方法与步骤】

1. 设 4 个组,各取家兔 1 只,分为实验组、呋塞米治疗组、山莨菪碱治疗组、对照组。

2. 称重,用 20% 乌拉坦溶液 5ml/kg 耳缘静脉注射麻醉,固定于兔台上。

3. 进行颈部手术,分离气管和一侧颈总动脉,一侧颈外静脉。做气管插管。

4. 肝素化后,做颈总动脉动脉插管和颈外静脉插管,动、静脉插管用三通开关分别连于注射器、输液装置和压力换能器。

5. 各组动物分别描记正常呼吸和血压曲线,颈总动脉取血,进行血气分析。

6. 输入生理盐水(输入总量按 180ml/kg,180~200 滴/分钟)　①对照组按此量、此速度输完液即处死家兔解剖取肺。②实验组和治疗组待滴注接近完毕时立即向输液瓶中加入肾上腺素(0.45mg/kg),放慢输液速度,待血压平稳后继续加快输液。实验组至气管内有大量粉红色泡沫痰溢出、心跳呼吸停止。采血进行血气分析。③治疗组在家兔出现双肺有湿啰音时,立即停止输液,从颈总动脉取血,进行血气分析。

7. 取血完毕治疗组立即进行抢救。呋塞米治疗组耳缘静脉注射呋塞米(1ml/kg),观察疗效;山莨菪碱治疗组耳缘静脉注射山莨菪碱(1.5ml/kg),观察疗效。

8. 密切观察呼吸改变和气管插管内是否有分红色泡沫液体流出,死亡动物记录死亡时间,存活动物治疗后观察 30 分钟,夹住气管处死。所有动物均打开胸腔,用线在气管分叉处结扎以防止肺水肿液渗出,在结扎处以上切断气管,把肺取出,用滤纸吸去肺表面的水分后称重,根据"肺系数=肺重量(g)/体重(kg)"的公式计算系数,然后肉眼观察肺大体改变,并切开肺,观察切面的改变。

【注意事项】

1. 实验组与对照组兔的输液速度应基本一致,输液速度控制在 180~200 滴/分钟为宜。

2. 滴加肾上腺素后输液速度一定要放慢,以免引起呼吸抑制造成动物死亡。

3. 解剖取出肺时,注意勿损伤表面和肺组织,以防止水肿液流出,影响肺系数。

【思考题】

1. 本实验复制急性肺水肿的机制是什么?

2. 采用上述治疗方案的依据是什么?

(王红梅　马　琪)

# 实验二 急性高钾血症模型复制及抢救

【实验目的】

1. 掌握家兔高血钾症模型的复制方法。

2. 观察高血钾症时家兔心电图变化的特征，了解不同浓度血钾对心肌细胞的毒性作用。

3. 自行设计和实施抢救治疗方案。

【实验原理】

高钾血症对机体的危害主要表现在心脏。高钾血症可使心脏有效不应期缩短。兴奋性呈双相变化。轻度高血钾兴奋性增高，急性重度高钾血症，可导致严重传导阻滞和兴奋性消失而导致心跳停止。同时，高钾血症可使心脏自律性和收缩性均下降。本实验通过静脉滴注或推注不同浓度氯化钾，使血钾浓度升高造成高血钾症，观察心电图变化，了解高血钾症对心脏的影响及抢救治疗措施。

【实验对象】

家兔，雌雄不拘，体重2.0kg左右。

【器材与药品】

1. 20%乌拉坦溶液，0.2%肝素溶液，2%、5%、10%氯化钾生理盐水溶液，10%氯化钙溶液，4%碳酸氢钠溶液，葡萄糖胰岛素溶液（50%葡萄糖4ml加1单位胰岛素）。

2. 兔手术台，小儿头皮针，手术器械一套，5ml、10ml、20ml注射器，静脉输液装置，5ml抗凝试管，离心机，BL-420生物信息采集与处理系统，分光光度计。

【观察项目】

精神神经状态（兴奋、躁动、昏迷、痉挛）；呼吸（频率、幅度、节律）；心电图变化；血钾浓度。

【方法与步骤】

1. 麻醉和固定 家兔称重后，用20%乌拉坦溶液（5mg/kg）从耳缘静脉缓慢注入。注射时注意观察动物肌张力、呼吸频率和角膜反射的变化，防止麻醉过深。将动物仰卧位固定在兔手术台上。

2. 分离股动脉，按家兔分离股动脉的方法分离，并进行插管，从股动脉取血 1ml 量测定实验前的血钾浓度。

3. 将针形电极分别插入右上肢（红）、左下肢（黑）和胸部（白）皮下，连接相应的通道并选择输入信号为心电。记录正常的心电图波形并测量出 P 波幅度、P—R 间期、QRS 波的宽度及幅度、ST 段、T 波幅度等（图 5-2-1）。

4. 以每分钟 0.5ml 的速度推注 2% 氯化钾溶液 1ml/kg，间隔 5 分钟再推同等剂量，共三次。第三次后采血 1ml 测定血钾浓度。

5. 以每分钟 0.5ml 的速度推注 5% 氯化钾溶液 1ml/kg，间隔 5 分钟再推同等剂量，共三次。在每一次推注过程中如有明显的心电图变化，停止注射，截取图形测量数据，并采血测定血钾浓度。

6. 注射　10% 氯化钾溶液 1ml/kg 出现明显的心律失常、心房颤动、心室颤动波形分别截取图形、测量数据并采血测定血钾浓度。

7. 抢救　分别选择不同时间进行抢救，例如：在有明显的心电图改变时（P 波低平、P—R 间期延长、QRS 波增宽、ST 段呈弓背抬高、T 波明显高尖呈掌碰撞改变），分别选用 5% $CaCl_2$溶液 1～2ml/kg、4% $NaHCO_3$溶液 4ml/kg、50% 葡萄糖溶液 20ml 加胰岛素 4 单位，自耳缘静脉缓慢注射。

【注意事项】

1. 一定要密切观察心电图的改变，及时准确的记录并测定各项指标。

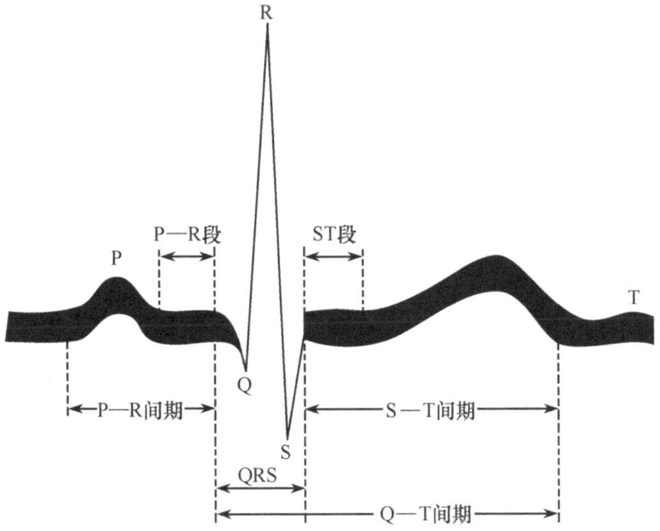


图 5-2-1　正常心电图及其时间关系示意图

2. 针形电极一定要全部插入皮下，防止插入肌肉中以免记录出肌电干扰，影响指标观察。

3. 麻醉深度要控制好，防止家兔挣扎影响心电图观察。

【思考题】

1. 高血钾时心电图的改变是什么？
2. 选择上述治疗方案的依据是什么？

**附　血钾测定**

本实验血钾测定应用的是比浊法。基本原理是无蛋白血滤液中钾离子与四苯硼化钠反应，形成难溶于水的四苯硼化钾混浊液，然后用分光光度计测定其含量。

1. 无蛋白血浆滤液的制备　取血浆 0.5ml，加蛋白沉淀剂 4.5ml 混匀，离心 1000r/min 10 分钟，上清液即为无蛋白滤液。

2. 血钾测定　按表 5-2-1 操作。

**表 5-2-1　血钾测定操作实验**

| 试　　剂 | 标准管(*S*) | 测定管(*R*) | 空白管(*B*) |
|---|---|---|---|
| 蒸馏水 | — | — | 1.0ml |
| 无蛋白滤液 | — | 1.0ml | — |
| 钾标准溶液 | 1.0ml | — | — |
| 1% 四苯硼化钠溶液 | 4.0ml | 4.0ml | 4.0ml |

表中各管混匀后，用分光光度计比浊。选择波长 520nm，以蒸馏水调节“0”点，按以下公式计算：

$$钾离子浓度(mmol/L)=\frac{R-B}{S-B}\times 5$$

兔正常血钾浓度：2.7～5.1mmol/L。

（王红梅　冉新建）

# 实验三　休克模型复制及其挽救

【实验目的】

1. 复制失血性休克的动物模型，观察休克发生发展过程中动物的表现。
2. 观察失血性休克前后的肠系膜微循环变化情况。

3. 了解失血性休克发病机制及其各种挽救治疗的不同效果，从而培养独立分析问题、解决问题的能力。

【实验原理】

失血导致血容量减少，是休克常见的病因。一般而言，血量锐减（如肝、脾破裂，胃十二指肠溃疡出血）超过总血量的20%以上时，极易导致急性循环障碍，使组织有效血液灌注量急剧减少，即引起休克的发生。依据经典的微循环理论，休克的发生需经过微循环缺血期、微循环淤血期、微循环衰竭期，但依失血程度及快慢的不同，各期持续的时间，病理生理改变和临床表现均有所不同。

本实验家兔失血至收缩压为40mmHg（正常为105mmHg左右）时，相当于中、重度休克。观察失血性休克发生时微循环的改变、心血管和肺功能的改变以及血管活性药物等治疗措施对其的影响。

【实验对象】

家兔，雌雄不拘，体重2.0~3.0kg。

【器材与药品】

1. 一般器械　家兔手术台，哺乳动物手术器械一套，注射器（1ml、10ml、100ml），丝线，纱布，听诊器，导尿管，体温计，输液装置等。

2. 仪器设备　体视显微镜，微循环灌流装置，BL-420生物信号采集计算机系统，压力换能器，动、静脉插管，三通管，恒温水浴锅等。

3. 药品　20%乌拉坦溶液，0.2%肝素生理盐水，生理盐水，蒸馏水，液状石蜡，去甲肾上腺素，山莨菪碱注射液。

【观察项目】

皮肤粘膜颜色；肛温；血压；呼吸；中心静脉压；心率；心音；尿量；肠系膜微循环的变化等。

【方法与步骤】

1. 取成年家兔一只，称重后耳缘静脉注射20%乌拉坦溶液麻醉。

2. 将动物仰卧固定在兔手术台上，剪去手术部位被毛。在甲状软骨下切开颈正中皮肤约5cm，分离气管、左侧颈总动脉和右侧颈外静脉，并分别进行气管插管、连接于压力换能器上的带三通开关（测血压和放血用）的颈动脉插管和连接于中心静脉压装置上的带三通开关（测中心静脉压和输液用）的颈外静脉插管（血管插管事先用肝素抗凝，静脉插管要插至右心房）。

3. 在右侧腹直肌旁做长 6cm 的切口，钝性分离肌肉，打开腹腔后，推开大网膜，找出一段游离度较大的小肠袢，轻轻从腹腔拉出，放置在微循环恒温灌流盒内，使肠系膜均匀铺在有机玻璃凸形观察环上，压上固定板，调整灌流液（台氏液加 1% 明胶）的液面，使液面刚盖过肠系膜，用显微镜观察肠系膜的微循环，分清肠系膜动脉、静脉、毛细血管，观察血流速度，找出标记血管，以便前后对照。

4. 将导尿管插入尿道。

5. 放血前观察动物的各项生理指标，包括皮肤黏膜颜色、血压、心率、呼吸、中心静脉压、尿量、肛温、肠系膜微循环等，并做记录。

6. 打开颈总动脉插管与注射器连通的开关，使血液从颈动脉缓慢流入注射器内，每放 10ml 血液，将三通开关打至测压方向观察血压变化（注意绝不能将三通开关放置在三通状态下）。一直放血到收缩压为 40mmHg（正常为 105mmHg 左右）时，记录此时的出血量，以后根据血压的波动调节放出的血量，使血压维持在此水平 30 分钟。在维持阶段密切观察肠系膜微循环及其他指标的变化。

7. 维持血压在 40mmHg 30 分钟后，观察各项指标并记录。然后可根据休克的病理生理学改变按下列方案或自行设计方案抢救，再观察抢救效果。

8. 抢救治疗方案

（1）将放出的血液由静脉快速输回（失血量以最初到 40mmHg 时的失血量为准）。

（2）输入与最初失血量等量的生理盐水后，再将放出的所有血液（最初失血量加维持过程失血量）由静脉输回。

（3）输入与最初失血量等量的生理盐水后，再将放出的所有血液（最初失血量加维持过程失血量）由静脉输回，然后加入扩血管药物（如山莨菪碱 1mg/kg）。

（4）输入与最初失血量等量的生理盐水后，再将放出的所有血液（最初失血量加维持过程失血量）由静脉输回，然后加入缩血管药物（如去甲肾上腺素 0.75mg/kg）。

9. 抢救后，观察 30~40 分钟，再记录各项指标一次，然后处死动物，结束实验。

## 【注意事项】

1. 本实验要尽量减少手术性出血和休克。为了减少手术创伤，在同一实验室不同组之间，可进行适当分工，有的小组重点观察失血性休克时血压与微循环的改变，有的重点观察血压与中心静脉压或尿量的改变，对非重点观察项目，手术可少做，甚至不做（如不观察微循环的组就不用开腹腔，借用观察微循环组的指标即可）。

2. 麻醉深浅要适度，麻醉过浅，动物疼痛，可致神经源性休克。

3. 牵拉肠袢要轻，以免引起创伤性休克。观察时应在镜下分清动脉（包括小动脉、微动脉、后微动脉）、静脉（包括微静脉和小静脉）和真毛细血管。动脉色浅红、血流速度快，由粗变细逐渐分支；静脉色暗红、血流速度较慢，有小支汇成大支，由细变粗；真毛细血管血流速度最慢，口径最小，仅容一个红细胞通过。要注意在固定视野下观察真毛细血管的数目，小动脉口径和血流速度（表述为线流、线粒流、粒线流、粒流、停滞等）及流态（摆动、絮状等）。

4. 动、静脉插管、压力换能器内及放血的注射器内，事先应加一定量的肝素。血放出后最好放入到有少量肝素的烧杯内。

5. 因为是用颈总动脉又放血又测血压，所以放血时速度不要太快，边放血，边观察血压（即三通管开关随时接通血压）尤其是快到休克值时，一定要血压稳定后，如仍高，再缓慢放血。

6. 维持过程中血压低于 40mmHg，尽快输入放出的血直到升至 40mmHg，如高于 40mmHg，可再抽出一点血直到降至 40mmHg。

【思考题】

1. 如何判断休克的程度？
2. 实验性失血性休克发生的机制是什么？
3. 动脉血压降低可否认为是判定休克的惟一指标？
4. 失血性休克过程中，微循环的变化特点及机制是什么？
5. 失血性休克的救治原则及依据是什么？
6. 对于失血性休克，应选用哪种血管活性药物效果比较好，为什么？两种药物在治疗过程中应如何把握？

（马　琪）

## 实验四　急性右心衰竭模型的复制及治疗

【实验目的】

1. 复制急性右心衰竭的动物模型。
2. 观察增加前、后负荷对心功能的影响。
3. 观察急性心力衰竭时血流动力学的变化。
4. 自行设计治疗方案，从而培养独立分析问题、解决问题的能力。

【实验原理】

心力衰竭是指多种致病因素的作用下，心脏的收缩和（或）舒张功能发生障碍，使心排血量绝对或相对的下降，以至不能满足机体代谢需要的病理生理过程或综合征。心力衰竭按照病情严重程度分为轻度、中度、重度；按起病及病程发展速度分为急性和慢性；按心排血量的高低分为低输出量性和高输出量性；按发病部位分为左心衰竭、右心衰竭和全心衰竭。左心衰竭时左心室泵血功能下降，从肺循环流到左心的血液不能充分射入主动脉，因而出现肺淤血及肺水肿；右心衰竭常见于大块肺栓塞、肺动脉高压、慢性阻塞性肺疾病等，衰竭的右心室不能将体循环回流的血液充分排至肺循环，导致体循环淤血，静脉压上升而导致下肢甚至全身性水肿。

心脏负荷分为压力负荷和容量负荷；压力负荷又称后负荷，指心室射血所要克服的阻力，即心脏收缩所承受的阻力负荷；容量负荷又称前负荷，指心脏收缩前所承受的负荷，相当于心腔舒张末期容量。肺动脉高压、肺动脉狭窄等可引起右室压力负荷过度；三尖瓣或肺动脉关闭不全时引起右心室容量负荷过度。

【实验对象】

家兔，雌雄不拘，体重 2.0~3.0kg。

【器材与药品】

1. 一般器械　家兔手术台，哺乳动物手术器械一套，注射器，丝线，纱布，听诊器，输液装置等。

2. 仪器设备　BL-420 生物信号采集计算机系统，压力换能器，动、静脉插管，三通开关，恒温水浴锅等。

3. 药品　20%乌拉坦溶液，0.2%肝素生理盐水，生理盐水，蒸馏水，液状石蜡，呋塞米，山莨菪碱，洋地黄。

【观察项目】

呼吸；心率；心音；血压；中心静脉压；尿量；肝颈静脉反流；尸检情况。

【方法与步骤】

1. 取成年家兔一只，称重后耳缘静脉注射 20%乌拉坦溶液麻醉。

2. 将动物仰卧固定在兔手术台上，剪去手术部位被毛。在甲状软骨下切开颈正中皮肤约 5cm，分离气管、左侧颈总动脉和右侧颈外静脉，并分别进行气管插管、连接于压力换能器上的带三通开关（测血压和放血用）的颈动脉插管和连接于中心静脉压装置上的带三通开关（测中心静脉压和输液用）的颈外静脉插管（血管插管事先用肝素抗凝，静脉插管要插至右心房）。

3. 插入导尿管进行导尿。

4. 记录正常指标　动脉血压；中心静脉压；心音；心率；呼吸；尿量；肝颈静脉

反流；皮肤粘膜颜色等。

5. 增加右心后负荷　用 2ml 的注射器抽取水浴加热至 38℃ 的液状石蜡 0.5ml/kg，以 0.1mg/min 的速度缓慢注入耳缘静脉，同时仔细观察动脉血压和中心静脉压。当动脉血压明显下降或中心静脉压明显升高时，立即停止注射并观察 5 分钟。如果血压或中心静脉压又恢复至正常水平，可以再缓慢注入少许液状石蜡，直至血压轻度下降（10~20mmHg）或中心静脉压明显升高为止（液状石蜡用量一般不超过 0.5ml/kg），记录各项指标。

6. 增加右心前负荷　注射液体石蜡后观察 5 分钟，将所有指标记录观察后，以 180~200 滴/分钟，快速从静脉输入生理盐水。输水过程中密切观察各项指标的变化，直至动物死亡。

7. 动物死亡后，剖开胸、腹腔，观察动物有无胸水、腹水，肝脏体积及外观情况，肠壁有无水肿，肠系膜血管充盈情况。

8. 治疗组可在实验的不同阶段，选择强心、利尿和扩血管的药物进行治疗，并比较疗效。

### 【注意事项】

1. 注射液状石蜡时一定要缓慢。否则动物极易猝死。
2. 观察中心静脉压时，注意关闭三通管输液开关；输液时关闭三通管测压开关。
3. 尸检时先不要损伤胸、腹腔血管。

### 【思考题】

1. 耳缘静脉注入液状石蜡及快速输液为何引起急性右心衰竭？
2. 右心衰竭的临床表现是什么？与左心衰竭有何区别？为什么？
3. 急性右心衰竭可导致哪些血流动力学变化？
4. 所选择治疗方案的病理生理学基础是什么？

（王红梅）

## 实验五　离子和药物等对离体蛙心节律活动的影响

### 【实验目的】

学习离体蛙心灌流的实验方法；通过观察钠、钾、钙、氢等离子浓度的改变对心肌收缩性的影响,理解这些离子浓度的相对稳定对维持心肌正常功能的重要意义;理解神经因素及体液因素对心脏功能的影响。

【实验原理】

生理情况下,心脏进行正常的泵血功能需要许多条件,如充分的冠脉血液供应、正常的神经体液调节、合适的心脏前后负荷以及血液酸碱和电解质的平衡,这些条件的改变将影响心脏的舒缩功能使心排血量降低。而及时给予纠正治疗,可以改善心脏的泵血功能。

【实验对象】

蟾蜍。

【器材与药品】

1. 实验器材　生物信号采集处理系统,张力换能器,蛙类手术器械,万能支架,蛙板,蛙心插管,蛙心夹,蛙钉,滴管,棉球及丝线等。

2. 实验药品　任氏液,2%氯化钙溶液,0.65%氯化钠溶液,1%氯化钾溶液,0.01%肾上腺素溶液,0.01%乙酰胆碱溶液,1%乳酸溶液,2.5%碳酸氢钠溶液,0.01%去甲肾上腺素溶液,0.1%普萘洛尔溶液,0.2%阿托品溶液,$1\times10^{-7}$ mol/L 异丙肾上腺素溶液。

【方法与步骤】

1. 离体蛙心制备

(1) 取1只蟾蜍,破坏脑和脊髓,仰卧固定于蛙板上,剪开胸壁,暴露心脏,在主动脉干向上两个主动脉分支下各穿两根细线,并将其中一根打一活结备用。

(2) 用眼科剪在主动脉球上端建一斜形切口,将盛有少量任氏液的蛙心插管由切口插入动脉球,再将蛙心灌尖端转向蟾蜍背侧及左下方,于心缩期插入心室内。插管如以进入心室,可见管中液面随着心搏而升降,此时即可将预置线的活结扎紧,并固定于插管壁的小钩上。

(3) 将心脏连同静脉窦一起剪下,吸去管内血液,并用任氏液反复冲洗心室内的余血以防血液凝固而影响实验进行。用连有细线的蛙心夹在心舒期夹住心尖部。

2. 连接实验仪器装置(图 5-5-1)　将蛙心插管用试管夹固定于支架上,蛙心夹的连线连接在张力换能器上。换能器的输出线与生物信号采集系统相连。打开生物信号采集系统,进入“蛙心灌流”界面。调节实验参数,开始记录心脏收缩曲线。

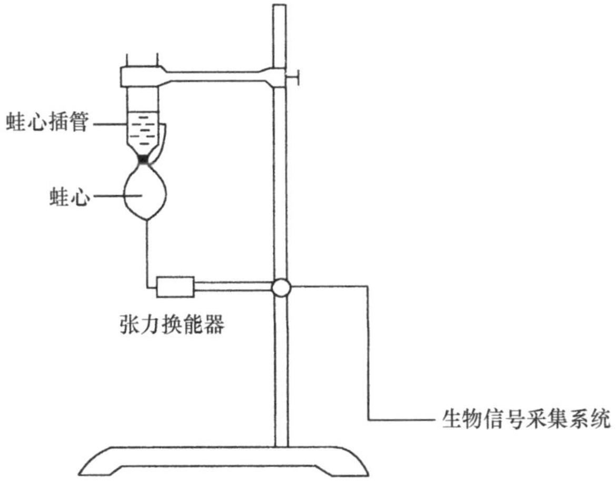


图 5-5-1 离体蛙心实验装置图

【观察项目】

1. 描记正常蛙心收缩曲线作为基础对照。

2. 观察无机离子对蛙心正常收缩曲线的影响。

(1) 向装有任氏液的蛙心插管内滴加 2% 氯化钙溶液 1~2 滴,观察蛙心收缩曲线的改变。

(2) 向装有任氏液的蛙心插管滴加 0.65% 氯化钠溶液 1~2 滴,观察蛙心收缩曲线的改变。

(3) 向装有任氏液蛙心插管滴加 1% 氯化钾溶液 1~2 滴,观察蛙心收缩曲线的改变。

(4) 向装有任氏液蛙心插管滴加 2.5% 碳酸氢钠溶液 1~2 滴,观察蛙心收缩曲线的改变。

(5) 向装有任氏液蛙心插管滴加 1% 乳酸溶液 1~2 滴,当蛙心收缩曲线出现变化时加 1~2 滴 2.5% 碳酸氢钠溶液,观察蛙心收缩曲线的恢复过程。

3. 观察药物对蛙心正常收缩曲线的影响

(1) 向装有任氏液蛙心插管滴加 0.01% 肾上腺素溶液 1~2 滴,观察蛙心收缩曲线的改变。

(2) 向装有任氏液蛙心插管滴加 0.01% 乙酰胆碱溶液 1~2 滴,观察蛙心收缩曲线的改变。待作用明显后换以任氏液冲洗,待心跳恢复后,加 0.2% 阿托品溶液 1 滴,观察曲线有无变化? 此时再滴加与前面等量的乙酰胆碱溶液,观察曲线是否变化。

(3) 向装有任氏液蛙心插管滴加 0.01% 去甲肾上腺素溶液 1~2 滴,混匀,待作用明显后,换入任氏液。待心跳恢复正常后,加入 0.01% 普萘洛尔溶液 1~2 滴,观察此时曲线有无变化?然后,再滴加与前面等量的去甲肾上腺素,混匀,观察曲线变化。

4. 心脏前后负荷变化对心肌收缩性的影响

(1) 使蛙心插管任氏液分别保持 2cm、4cm、6cm、8cm 高度 1 分钟,观察蛙心收缩曲线的变化。

(2) 因前负荷过度使心肌收缩力明显减弱时,任氏液中加入 $1\times10^{-7}$ mol/L 异丙肾上腺素溶液 1~2 滴,观察蛙心收缩曲线的变化。

【注意事项】

1. 每项实验观察可先滴加 1 滴药液,观察效应,作用不明显时再补加药液,以免过量。

2. 每项实验观察到效应后,应立即用任氏液换洗心脏,直至恢复到正常收缩曲线时,再进行下一项实验。

3. 实验过程中,要在离体蛙心表面滴加适量的任氏液,以保持离体蛙心表面湿润。

【思考题】

1. 根据实验结果分析离子、药物、负荷对心肌收缩性的影响。

2. 正常体内肾上腺素、去甲肾上腺素、乙酰胆碱等化学物质来自于何处?阿托品、异丙肾上腺素的作用是什么?

(马 琪)

## 实验六 呼吸运动的调节与实验性急性呼吸衰竭模型复制

【实验目的】

1. 观察神经因素和其他因素对呼吸运动的影响。
2. 复制油酸性急性肺水肿的动物模型。
3. 探讨油酸性呼吸衰竭的发病机制。

【实验原理】

呼吸是指机体与外界环境之间的气体交换过程,通过呼吸,机体从大气中摄

取新陈代谢所需的 $O_2$，排出所产生的 $CO_2$。呼吸过程的一个重要环节是实现外界空气与肺之间的气体交换即肺通气。完成这样一个气体交换过程的原动力是呼吸肌的收缩、舒张所造成的胸廓的扩大与缩小，即呼吸运动。当胸廓运动时，由于胸膜腔的结构特点以及胸膜腔负压的存在，必然带动肺的扩大或缩小，进而使肺内压降低或升高造成外界大气压与肺内压之间的差值，推动气体通过呼吸道进出肺。正常情况下，呼吸运动按照一定的节律及深度活动。当机体内、外环境条件变化时，由于体内调节机制的作用，呼吸运动将会做出相应的改变以适应机体代谢的需要。此外，吗啡类药物是临床上常用的强力镇痛剂，但它对延髓呼吸中枢有很强的抑制作用。尼可刹米是呼吸中枢兴奋剂，可以对抗吗啡对呼吸中枢的抑制作用。

用油酸复制急性肺水肿呼吸衰竭动物模型是一经典实验。化学性因素油酸所致急性肺损伤主要是通过趋化因子使中性粒细胞与巨噬细胞在肺内聚集、激活，释放大量氧自由基、蛋白酶和炎性介质等，这些物质可对肺泡、毛细血管膜造成损伤，使之发生通透性增高等变化，从而引起肺泡通气量与其毛细血管灌流量比例失调及肺泡毛细血管膜的弥散障碍，发生换气功能障碍而最终引起呼吸衰竭。

**【实验对象】**

家兔。

**【器材与药品】**

1. 一般器械　兔手术台，家兔手术器械一套，注射器（2ml、5ml、10ml），气管插管等。

2. 仪器设备　BL-420 生物信号采集系统，压力换能器，张力换能器，保护电极，$CO_2$发生装置，橡皮管。

3. 药品　3%戊巴比妥钠溶液，生理盐水，5%哌替啶（度冷丁）溶液，尼可刹米注射液，3%乳酸溶液，油酸，考马斯亮蓝试剂，蛋白标准液，白细胞稀释液。

**【方法与步骤】**

1. 用3%戊巴比妥钠3ml/kg 腹腔麻醉（如无戊巴比妥钠也可用1%普鲁卡因局部麻醉）。

2. 将兔固定于兔手术台，颈部和腹股沟部剪毛备皮。

3. 在颈部正中做皮肤切口，长约 5cm，分离皮下组织及肌肉暴露气管，在其下穿一棉线。在气管软骨环之间做一倒“T”字形切口，插入气管插管并用线结扎固定。

4. 将系有线的小夹夹在胸廓活动最强、最明显部位的胸壁上，线的另一端垂直系于张力换能器感应片小孔上，换能器与计算机通道插孔相连，记录呼吸运动。

5. 将气管插管一侧开口与压力换能器相连，压力换能器再与计算机相应的通道相连，记录进出气道的气量。

6. 局麻下于腹股沟部股动脉搏动处做一切口约 3cm，然后用玻璃针分离出股神经，穿线备用。

【观察项目】

1. 呼吸运动影响因素

(1) 吸入 $CO_2$对呼吸运动的影响：将 $CO_2$发生装置器内先装入浓 HCl，再装入 $CaCO_3$，将发生器上的出口罩与气管插管一侧管口相对，HCl 与 $CaCO_3$发生化学反应产生 $CO_2$，观察呼吸运动及通气量有何变化。

(2) 缺 $O_2$：将一侧气管套管夹闭，呼吸平稳后，另一侧套管通过一只钠石灰瓶与盛有空气的球胆相连，使动物呼吸球胆内中的空气。经过一段时间后，球胆中的氧气明显减少，但 $CO_2$并不增多（钠石灰将呼出的 $CO_2$吸收），此时呼吸运动有何变化，待呼吸变化明显后，恢复正常呼吸。

(3) 改变血液酸碱度对呼吸运动的影响：由耳缘静脉注入 3% 乳酸 2ml，观察呼吸运动和通气量的变化。

(4) 增大无效腔对呼吸运动的影响：将气管插管一侧开口连接约 50cm 长的橡皮管，观察呼吸、通气量有何变化。

(5) 肺内注气、抽气实验（肺牵张反射）。

1) 用 20ml 注射器抽取 20ml 空气，接橡皮管连于一侧气管套管，待呼吸稳定后，在吸气末立即堵塞另一侧套管，并快速将 20ml 空气注入肺内，使肺维持在扩张状态，观察在此过程中呼吸的变化，待呼吸恢复后松开另一侧堵塞口。

2) 呼吸稳定后，在呼气末在堵塞另一侧气管套管口，用注射器快速从肺内抽取 20ml 气体，使肺维持在萎陷状态，观察抽气过程中呼吸的变化情况，待呼吸恢复后松开另一侧套管堵塞口。

(6) 窒息实验：夹闭气管插管侧管 1/2～2/3，持续 10～20 秒，观察呼吸运动的改变。

(7) 经耳缘静脉缓慢注射 5% 哌替啶（0.3ml/kg）溶液，待呼吸出现变化时立刻快速静脉注射 12.5% 的尼可刹米（0.4ml/kg）溶液，观察呼吸运动的变化。

(8) 刺激股神经：将分离好的股神经结扎并剪断其外周端，用不同的刺激强度连续脉冲刺激其中枢端，注意观察呼吸运动的变化。

(9) 切断迷走神经：①先剪断一侧迷走神经，观察呼吸运动的变化；②以中等强度电刺激一侧迷走神经中枢端观察呼吸有何变化；③再剪断另一侧迷走神经，观察呼吸又有何变化；④切断双侧迷走神经后再重复项目（5）的内容，观察呼吸运动的变化。

2. 急性呼吸衰竭

(1) 颈总动脉放血 1.5ml 测正常血气和外周血液白细胞数。

(2) 耳缘静脉注射油酸 0.3ml/kg 体重,30 分钟后追加 0.2ml。观察呼吸运动以及一般情况的变化,记录注射时间。约 30~60 分钟后,气管内涌出粉红色泡沫样液体,以及呼吸明显变浅、变慢,提示肺水肿已形成。

(3) 颈总动脉放血 1.5ml 和测外周血液白细胞数。

(4) 处死动物,取气管、支气管和肺,两肺称重,测肺系数和肺比重。并用支气管—肺泡灌洗液进行白细胞计数和蛋白测定。

**【注意事项】**

1. 做完每一项目后,必须等待动物呼吸完全恢复正常及平稳后再进行下一项实验。

2. 增加吸入气中 $CO_2$浓度时,应让 $CO_2$气体缓缓进入,以免 $CO_2$浓度增加过快造成呼吸运动的大幅度变化或呼吸停止。

3. 静脉注射乳酸时,要严格掌握剂量,并避免乳酸溢出血管刺激皮肤引起动物的挣扎。

4. 静脉注射哌替啶是要严格掌握剂量,注射速度要缓慢,待呼吸出现抑制效应时,立刻注射尼可刹米,以免动物呼吸抑制过深而不可逆转。

5. 在取肺之前,先用粗棉线在气管分叉处结扎气管,以防止洗肺液流出。

**【思考题】**

1. 为何吸入气中 $CO_2$浓度增加会使呼吸运动加强?
2. 何谓肺牵张反射,有何意义?
3. 为何注入乳酸后会影响呼吸运动?
4. 迷走神经在节律性呼吸运动中起什么作用?
5. 油酸致呼吸衰竭的机制是什么?

### 附一 白细胞计数

**【原理】**

将血液或 BALF 用白细胞稀释液(1%盐酸溶液、稀甲紫液)稀释,使红细胞破坏溶解,而白细胞稀释液中的甲紫可使白细胞的核染上颜色,从而使白细胞形态更加清晰之后进行计数,求得血液内白细胞数(个/$mm^3$)。

【步骤】

1. 熟悉血细胞计数板的构造(图 5-6-1)。

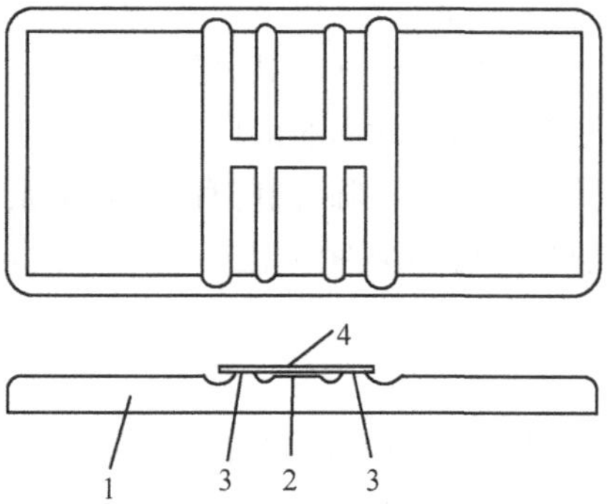


图 5-6-1 计数板结构示意图

1. 计数板;2. 计数板与盖玻片之间的距离为 0.1mm;3. 盖玻片支柱;4. 盖玻片

2. 仪器洗涤 实验前应先将血细胞计数板洗涤干净。吸血管中的血迹应先用自来水洗去后,再用蒸馏水洗三遍;然后吸入 95% 酒精洗两次,以除去管内的水分;最后吸入乙醚 1~2 次,以除去乙醇。每次排除管内的洗涤液时,可用手把橡皮管折曲起来,挤压数次,便可驱尽。吸血管洗净后应毫无血迹和水珠,其中的玻璃小珠应能自由转动而不致沾在管壁上。计数板在用自来水和蒸馏水相继洗净后,即用擦镜纸拭干,切不可用乙醇或乙醚洗涤,以免损坏计数板上的刻度。

3. 在低倍镜下观察白细胞计数室(图5-6-2)。

4. 准确将白细胞稀释液 0.38ml 加到小试管中。

5. 采血。

6. 吸血 用白细胞吸管吸血到 $20mm^3$,擦去尖外多余的血。

7. 稀释 将血加入稀释液中,混匀。

8. 充液 取盖玻片平放在计数板上,手执吸血管,吸取将要测定的液体,然后将吸血管口轻轻斜置于盖玻片边缘,滴出少量液体,此时液体由于毛细管作用而进入计数室内。但需注意,如果计数室内留有气泡或稀释液过多以致溢出室外凹沟时,应该洗去重新充液。

9. 计数 充液后静置 3 分钟,在低倍镜下找到“井”形大方格,计数共四个大格的白细胞(图 5-6-2)。

10. 记录实验结果 计算计数盘中四角的四个大方格中白细胞总数($Y$):

$$Y\times10/4\times20=Y\times50(\text{个}/mm^2)$$

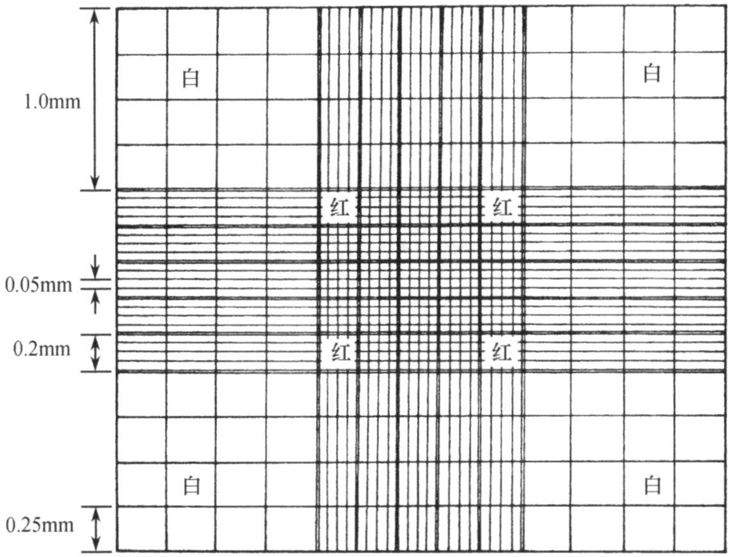


图 5-6-2　白细胞计数室

### 附二　BALF 的蛋白质测定(考马斯亮蓝法)

具体步骤见表 5-6-1。

**表 5-6-1　BALF 的蛋白质测定表**

| 成　　分 | 空白管(B) | 标准管(S) | 测定管(U) |
|---|---|---|---|
| 生理盐水 | 0. 1ml | — | — |
| 蛋白标准液(50μg/ml) | — | 0. 1ml | — |
| 待测液 | — | — | 0. 1ml |
| 考马斯亮蓝溶液 | 5ml | 5ml | 5ml |

2 分钟后 595nm 比色,以空白管调零。待测液蛋白质浓度(50μg/ml)= Du/Ds×50。

### 附三　肺系数

肺系数即肺重占体重的百分数。
肺系数=两肺湿重(g)/体重(kg)×%。

### 附四　支气管-肺泡灌洗液(broncho-alveolar-lavage fluid,BALF)

将气管插管两外管口封阻,以免 BALF 外流,"Y"型管一端连接含有 10ml 生理盐水注射器,另一端用 50ml 注射器充气使肺泡充分膨胀,注射 10ml 生理盐水并继续向肺泡内充气,使生理盐水全部进入支气管,用 50ml 注射器抽吸几次,用 10ml

注射器吸出 BALF,留作白细胞计数及蛋白测定用。

（马 琪 王红梅）

# 实验七 急性肾功能衰竭的病理生理变化观察及治疗

【实验目的】

1. 了解肾脏在急性缺血时肾脏泌尿功能改变的特征。
2. 解释肾脏在急性缺血状态下,出现改变的理论依据。

【实验原理】

肾脏是一个多功能器官,其主要功能之一是泌尿功能。肾脏通过调节肾血流量、肾小球滤过率、肾小管排泄与重吸收以及排泄体内代谢物质以维持机体内环境的稳定。动脉血压与血容量的变化以及肾自身调节与一些神经体液因素的变化,可影响肾脏尿液生成。当肾血流量、肾小球滤过率或肾小管重吸收功能障碍时,肾脏的泌尿功能将受到影响,从而导致肾功能不全。

【实验对象】

雄性家兔(2.5~3kg)。

【器材与药品】

1. 一般器械 家兔手术台,哺乳动物手术器械一套,注射器(1ml、2ml、5ml、10ml),多色丝线,纱布,听诊器,输液装置等。
2. 仪器设备 BL-420 生物信号采集系统,压力换能器,动、静脉插管,三通管。
3. 药品 生理盐水,20%乌拉坦溶液,0.2%肝素生理盐水溶液。

【观察项目】

血压;尿量;血肌酐;血尿素氮;尿肌酐含量测定。

【方法与步骤】

## (一) 动物的麻醉与手术

1. 家兔称重。

2. 自耳缘静脉注入 20%乌拉坦溶液(5ml/kg)进行麻醉。仰卧位固定于兔台上。

3. 剪去颈部和腹股沟部的被毛。

4. 在颈部正中切口,分离皮下组织,暴露气管并进行气管插管,分离左侧颈总动脉、颈外静脉并分别穿线备用。

5. 分别进行颈外静脉插管(输液用)和颈动脉插管(测血压)。

6. 将导尿管(头部沾有液状石蜡,管内充满水)插入尿道中。

7. 手术完成后,让动物安静 5 分钟,调整各记录装置,描记动脉血压和尿量作为正常对照,分别采血、尿标本测定正常血肌酐、血尿素氮及尿肌酐含量。然后进行下列实验项目。

### (二)急性肾缺血性功能衰竭

1. 打开腹腔,轻轻将腹腔内容物推向右侧,暴露左肾和左肾蒂等组织,分离左肾动脉约 1cm,按同样方法分离右肾动脉后,在左右肾动脉上同时安置一动脉夹,阻断肾脏的血液供应。

2. 腹腔内放置林格液 10ml/kg,关闭腹腔。

3. 上述手术结束后,立即由耳缘静脉注射肝素 400 单位/kg 体重。

4. 分别在 30 分钟、40 分钟、50 分钟、60 分钟后,取血样及尿样标本测定血、尿肌酐及血尿素氮含量(见本书第六章实验八)。将左右肾动脉夹取出,观察,确认肾血流恢复后,关闭腹部伤口。

5. 继续观察 60 分钟,并每 30 分钟取血、尿样本进行检测,并做好其他各观察指标的记录。

6. 当取得最后一次指标及标本后,可对实验动物进行颈静脉注射空气处死,结束实验。

### 【注意事项】

1. 选择体重在 2. 0kg 左右的家兔,实验前给兔多喂菜叶,或者用橡皮导尿管向兔胃内灌入 40~50ml 清水,以增加基础尿量。

2. 进行此实验最好选用雄性家兔。

3. 插导尿管时一定要小心,反复多次插会造成尿道充血水肿而影响指标测定。

### 【思考题】

1. 夹闭双侧肾动脉引起肾衰竭的机制是什么?

2. 为什么要检测血肌酐和尿肌酐?

3. 如何鉴别功能性肾衰竭与器质性肾衰竭？

（王红梅　马　琪）

# 实验八　肝性脑病模型复制及挽救治疗

【实验目的】

1. 观察肝脏对氨的解毒作用。
2. 氨在肝性脑病发病机制中的作用。
3. 用谷氨酸钠和酸性溶液治疗并探讨其疗效的病理生理学基础。

【实验原理】

肝性脑病是继发于严重肝脏疾患的神经精神综合征，其发病机制目前一般认为主要是由于氨中毒引起。该学说认为，由于肝细胞严重受损或门-腔侧支循环形成，使血氨的清除障碍或生成增多，因而使血氨升高导致肝性脑病。临床主要表现为中枢神经系统功能障碍引起的神经精神症状，甚至昏迷。

【实验对象】

家兔，雌雄不拘，体重 2.0~3.0kg。

【器材与药品】

1. 一般器械　兔腹部手术器械一套，兔手术台，5ml、20ml、50ml 注射器，7 号针头，粗棉线绳等。

2. 药品　1%普鲁卡因溶液，复方氯化铵溶液（氯化铵 25g，碳酸氢钠 15g，葡萄糖 50g 加水至 1L），复方氯化钠溶液（氯化钠 25g，碳酸氢钠 15g，葡萄糖 50g 加水至 1L），复方谷氨酸钠溶液（谷氨酸钠 25g，碳酸氢钠 15g，葡萄糖 50g 加水至 1L），3%乳酸溶液。

【观察项目】

呼吸变化；肌震颤；抽搐；肌张力；对疼痛刺激反应；角膜反射；角弓反张；昏迷等症状。

【方法与步骤】

实验分为 4 组进行：

1. 第一组家兔用于肝脏大部分切除后，肠腔内注射复方氯化铵溶液。

（1）取家兔一只，称重后仰卧固定于兔手术台上，剪去腹部正中的被毛，在剑突下沿腹正中线注射 1%普鲁卡因溶液后，做 5~7cm 的切口，暴露肝脏，用左手向下轻压肝脏以暴露并剪断肝膈韧带，再将肝脏向上翻，暴露并用手剥离肝胃韧带。用粗棉线绳结扎肝左外叶、左中叶、右中叶（带胆囊叶）和方形叶的根部，使之血流阻断，剪去4叶肝脏（仅留下右外叶和尾状叶），完成肝大部分切除手术。

（2）沿胃幽门找出十二指肠，其下穿一粗棉线绳，以皮钳对合夹住腹壁切口，关闭腹腔。

（3）观察家兔一般情况、角膜反射及对疼痛刺激反应等。

（4）每隔5分钟松开皮钳，将穿有十二指肠的棉线绳提出，向十二指肠肠腔内注射复方氯化铵溶液5ml，仔细观察动物情况，有无反应性增强，有无痉挛发作，直至动物出现角弓反张、角膜反射消失及昏迷为止，记录所用的复方氯化铵溶液总量，并计算每千克体重的用量。

2. 第二组家兔，手术方法同上，游离肝脏，但不结扎肝脏，做肝脏假手术后，用同样方法向十二指肠肠腔内注射复方氯化铵溶液，直至与一组兔剂量相同，观察动物的一般状况。

3. 第三组家兔做肝大部结扎后（手术方法同前），相同方法向十二指肠肠腔内注射复方氯化钠溶液，剂量同第一组兔。

4. 第四组家兔做肝大部结扎后（手术方法同前），相同方法向十二指肠肠腔内注射复方氯化铵溶液，与一组兔剂量相同。由耳缘静脉缓慢注射复方谷氨酸钠溶液（3ml/kg），并向十二指肠注入3%乳酸溶液（5ml/kg），观察并记录治疗后症状有无缓解。

**【注意事项】**

1. 兔肝脏质地脆弱，易破裂出血，故手术时应注意动作轻柔。

2. 剪镰状韧带时，谨防刺破横膈。结扎肝脏时结扎线应扎于肝叶根部，避免拦腰勒破肝脏。

3. 向十二指肠肠腔下方注射复方氯化铵溶液时，注意不要刺破肠腔将液体漏入腹腔。

4. 动物不要做全身麻醉，以免影响观察。但未做全身麻醉有时会挣扎，要与氨中毒所引起的强直性痉挛相鉴别。

**【思考题】**

1. 血 $NH_3$ 增高导致肝性脑病的机制是什么？

2. 混合液中碳酸氢钠和葡萄糖的作用是什么？

3. 抢救治疗的病理生理学基础是什么？

（王红梅　马　琪）

# 第六章　生物化学实验

## 实验一　硫酸铜标准曲线的制作及未知浓度硫酸铜溶液铜含量测定

### 【实验目的】

1. 掌握比色法的基本原理及应用。
2. 掌握标准曲线的绘制及意义。
3. 熟悉分光光度计的使用。

### 【实验原理】

配制一系列不同浓度的标准溶液，在特定的吸收波长下，分别测其吸光度值，绘制 *A-C* 标准曲线。若被测物质对光的吸收符合郎伯-比尔定律，则必然得到一条通过原点的直线，即标准曲线亦称工作曲线。

### 【器材与药品】

中试管，刻度吸量管，1cm 比色杯，分光光度计，座标纸，尺子，铅笔，0.05mol/L 硫酸溶液，未知浓度硫酸铜溶液，硫酸铜标准溶液（含铜量 20 000μg/ml）：精确称取 $CuSO_4 \cdot 5H_2O$ 39.261g，置于 100ml 烧杯中，用 0.05mol/L 硫酸溶解后，移入 500ml 容量瓶中，用少量 0.05mol/L 冲洗烧杯 3 次，洗液一并倒入容量瓶中。用 0.05mol/L 硫酸稀释至刻度，放阴凉处备用。

### 【方法与步骤】

#### （一）硫酸铜标准曲线的制作

1. 取干净的中试管 4 支，编号，按表 6-1-1 配制：

表 6-1-1　硫酸铜标准溶液配制表

| 编号 | 标准溶液体积(ml) | 0.05mol/L $H_2SO_4$(ml) | 标准溶液浓度(含铜量 $C$)(μg/ml) |
|---|---|---|---|
| 1 | 0.25 | 4.75 | 1000 |
| 2 | 0.50 | 4.50 | 2000 |
| 3 | 0.75 | 4.25 | 3000 |
| 4 | 1.00 | 4.00 | 4000 |

2. 比色　打开分光光度计电源，调波长 690nm，选 1cm 厚的比色杯，用 0.05mol/L 硫酸溶液作空白调零。测定 1~4 号管中溶液的吸光度($A$)。同样的条件下，测出未知浓度硫酸铜溶液的吸光度($A_{未}$)。

3. 结果记录(表 6-1-2)

表 6-1-2　实验结果记录表

| 管号 | $A$ | | | |
|---|---|---|---|---|
| | $A_1$ | $A_2$ | $A_3$ | $A$ 的平均值 |
| 1 | | | | |
| 2 | | | | |
| 3 | | | | |
| 4 | | | | |
| 未知浓度溶液 | | | | |

4. 绘制标准曲线　以 $A$ 的平均值为纵坐标，$C$ 为横坐标，用坐标纸绘制出硫酸铜的标准曲线。再从标准曲线上查出未知浓度硫酸铜溶液铜的含量。

### (二) 未知浓度硫酸铜溶液铜含量的测定

1. 取中试管 3 支，按表 6-1-3 操作

表 6-1-3　硫酸铜试剂配制表

| 试　剂 | 空白管 | 标准管 | 未知管 |
|---|---|---|---|
| 硫酸铜标准溶液 | | 0.5ml | |
| 未知浓度硫酸铜溶液 | | | 5.0ml |
| 0.05mol/L 硫酸溶液 | 5.0ml | 4.5ml | |

混匀，比色，波长 690nm，1cm 比色杯，空白管调零，记录吸光度值。

2. 计算　未知浓度硫酸铜溶液铜含量 $=A_{未}/A_{标}\times C_{标}=A_{未}/A_{标}\times 2000$

(夏艳萍　贺　捷)

# 实验二 pH 对唾液淀粉酶活性的影响

## 【实验目的】

1. 了解 pH 与酶活性的关系。
2. 了解测定唾液淀粉酶的原理和方法。
3. 学习唾液淀粉酶的取材、水浴保温、混匀等技术。

## 【实验原理】

酶是一种蛋白质,不能耐受强酸或强碱的作用。即使在酶并不变性的 pH 范围内,它也仅在一定狭小 pH 范围内显示最大的活性。一般把酶活性达最大时溶液的 pH,称为该酶的最适 pH。离开这个 pH 范围,稍偏于酸或稍偏于碱,酶活性均显著降低。各种酶的最适 pH 不同,例如:胃蛋白酶的最适 pH 为 1. 5~2. 2,胰蛋白酶的最适 pH 为 7. 8~8. 7,唾液淀粉酶的最适 pH 为 6. 8。

pH 对酶活性的影响,可以用唾液淀粉酶的作用说明。唾液淀粉酶能使淀粉依次水解成分子大小不同的糊精及麦芽糖。它们遇碘各呈不同的颜色。直链淀粉(即可溶性淀粉)遇碘成蓝色;糊精按分子从大到小的顺序,遇碘可成蓝色、紫色、暗褐色和红色;最小的糊精和麦芽糖遇碘不呈现颜色。当唾液淀粉酶与淀粉在不同的 pH 条件下混合保温,经一定时间后,利用淀粉及其水解产物对碘的呈色反应,来测定淀粉的水解程度。由其水解程度,即可推知 pH 对唾液淀粉酶活性的影响,并可找出唾液淀粉酶最适的 pH 范围。

## 【实验对象】

学生唾液。

## 【器材与药品】

吸量管(10ml、5ml),中试管 5 个,试管架,反应板,滴管 2 个,恒温水浴箱,表(带秒针),漏斗,25ml 刻度试管,唾液,稀碘液[碘化钾 10g(助溶),碘(片)5g 溶于 100ml 水中,用时稀释 5 倍],新配制的 0. 5% 淀粉溶液(其中含 0. 3% 氯化钠溶液)、缓冲溶液(pH5. 0、6. 2、6. 8、7. 4、8. 0)。见表 6-2-1。

表 6-2-1　不同 pH 缓冲溶液配制

| 试　剂 | pH | | | | |
|---|---|---|---|---|---|
| | 5.0 | 6.2 | 6.8 | 7.4 | 8.0 |
| 0.2M 磷酸氢二钠溶液(ml) | 5.15 | 6.61 | 7.73 | 9.08 | 9.72 |
| 0.1M 柠檬酸溶液(ml) | 4.85 | 3.39 | 2.27 | 0.92 | 0.28 |

## 【方法与步骤】

1. 取漏斗 1 个,放入一薄层脱脂棉。将此漏斗插于干净试管内。收集唾液于棉花上(漱口后,含约 5ml 蒸馏水于口中,过 5 分钟即可收集)。过滤之。取滤液 1ml,稀释至 20ml(用 25ml 刻度试管),连同容器放在 40℃ 水域中保温。

2. 取洁净中试管 5 只,标明号码,按表 6-2-2 加入缓冲溶液及淀粉溶液,混匀。

表 6-2-2　pH 对唾液淀粉酶活性影响操作步骤表

| 试　剂 | 管　号 | | | | |
|---|---|---|---|---|---|
| | 1 | 2 | 3 | 4 | 5 |
| pH 缓冲溶液(ml) | 2.5ml(pH5.0) | 2.5ml(pH6.2) | 2.5ml(pH6.8) | 2.5ml(pH7.4) | 2.5ml(pH8.0) |
| 0.5% 淀粉溶液(ml) | 5ml | 5ml | 5ml | 5ml | 5ml |

3. 将各管内容物混匀后,置 40℃ 水浴中,保温 5 分钟,间或摇荡之,使温度达到平衡。于各试管中,各加稀释唾液 2.5ml(准确)。加时应由第一管开始,间隔同等的时间(半分钟)。各试管在加完唾液后应立即混匀放回 40℃ 水浴,继续保温。

4. 每隔一分钟,由第 3 管中用滴管取出少量(几滴)反应液,滴入盛有 1~2 滴碘溶液之白色反应板中。通常最初呈蓝色,以后变紫色,紫红色及红褐色。

5. 在第 3 管反应刚显出橙黄色时,立即向所有试管添加 1~2 滴碘液,混匀。加时由第一管开始,间隔同等时间(半分钟)。

根据各试管所呈现的颜色,判定淀粉水解的程度,并说明 pH 对淀粉酶作用的影响。

## 【注意事项】

1. 所用试管及其他器材必须清洁,刷洗后再用蒸馏水冲 3 次。

2. 淀粉液要加到试管底部,试管壁上不能留有淀粉颗粒,并应注意要与唾液充分混匀。

（夏艳萍　贺　捷）

# 实验三 激动剂和抑制剂对唾液淀粉酶活性的影响

## 【实验目的】

了解激动剂和抑制剂对酶活性的影响。

## 【实验原理】

酶的活性受某些物质的影响，有些物质能够增强酶的活性，称为酶的激动剂；有些能够减弱甚至停止酶的活性，称为酶的抑制剂。例如：氯离子为唾液淀粉酶的激动剂，而铜离子为该酶的抑制剂。

本试验以 NaCl 和 $CuSO_4$ 作为激动剂和抑制剂来观察对酶活性的影响。

## 【器材与药品】

中试管及试管架，吸量管（1ml、2ml），恒温水浴箱，稀释 10 倍的唾液，0.5% 淀粉溶液，稀碘溶液，1% NaCl 溶液，1% $CuSO_4$ 溶液。

## 【方法与步骤】

1. 取洁净中试管三支，标以号码，按表 6-3-1 添加试剂，混匀。

**表 6-3-1 激动剂和抑制剂对唾液淀粉酶活性的影响操作步骤表**

| 试剂 | 管号 | | |
|---|---|---|---|
| | 1 | 2 | 3 |
| 0.5% 淀粉溶液（ml） | 1 | 1 | 1 |
| 蒸馏水（ml） | — | 1 | — |
| 1% NaCl 溶液（ml） | 1 | — | — |
| 1% $CuSO_4$ 溶液（ml） | — | — | 1 |

2. 混匀后，将三支试管同时放入 37℃ 恒温水浴中，保温 5 分钟，使温度达到平衡。然后于各试管中各加稀释唾液 0.5ml，混匀。继续保温 5 分钟。取出后各加碘液一滴，摇匀。观察各管的颜色，解释结果。

## 【思考题】

1. 什么是酶反应的最适 pH？

2. 激动剂、抑制剂对酶促反应有何影响？

（夏艳萍 贺 捷）

# 实验四 肾上腺素、胰岛素对血糖水平的影响

**【实验目的】**

通过肾上腺素、胰岛素对血糖浓度的调节作用的观察，体会激素对血糖浓度的调节作用和实验设计。

**【实验原理】**

在正常情况下，人和其他动物体内的血糖浓度是相当恒定的，这是维持各种生理活动所必需的重要条件。血糖浓度受到多种因素的影响，激素对于维持血糖浓度的恒定则起到重要的作用。某些激素具有升高血糖的作用。其中，以肾上腺素的作用较为迅速而明显，肾上腺素可以通过促进肝糖原的分解和糖的异生作用使血糖升高。胰岛素则通过促进肝脏和肌肉组织中糖原的合成，加强糖的氧化利用和抑制糖异生而使血糖降低。

本实验通过分别测定家兔注射肾上腺素、胰岛素前后的血糖浓度，观察肾上腺素和胰岛素对血糖水平的影响。

**【实验对象】**

家兔，人全血。

**【器材与药品】**

注射器（2ml）1 个，针头 1 个，抗凝血小瓶 2 个（注射前、注射后），10% 草酸钾溶液，肾上腺素溶液 1mg/ml（市售 1∶1000），胰岛素溶液 10. 76nmol/L（1. 5U/ml），市售 278nmol/L（40U/ml），25% 葡萄糖溶液。

**【方法与步骤】**

1. 称预先饥饿 16 小时的甲、乙两只兔家（体重一般为 2～3kg），并做记录。

2. 剪除兔耳缘外侧上的毛，擦少许 75% 酒精使血管充血。用刀片在耳缘静脉处做小纵向切口放血。分别从甲、乙两兔的耳缘静脉取血约 2ml 于抗凝小瓶中（瓶内加有 10% 草酸钾溶液 0. 1ml，可使 5～10ml 血液不凝），边收集边摇。此血分别为甲、乙两兔注射肾上腺素、胰岛素前的血液。

3. 分别注射肾上腺素、胰岛素。甲兔皮下（后腿腹股沟侧为佳）注射肾上腺素

(0. 3mg/kg)，因肾上腺素发生作用较快，注射 15 分钟后即可取血；乙兔皮下注射胰岛素(1. 5U/kg)，注射 30 分钟后取血。此血即为注射肾上腺素和胰岛素后的血液，立即标号以备测定血糖。

乙兔取血后，如不立即处死可腹腔或皮下注射 25% 葡萄糖溶液 10ml，以免发生胰岛素性休克。

4. 分别测定注射肾上腺素和胰岛素前后兔血中血糖的含量(血糖测定方法见本章实验六)，并且分析血糖含量的变化(表 6-4-1)。

**表 6-4-1　血糖含量变化表**

| | 体重(kg) | 剂量 | 血糖(mmol/L) | | 百分率 |
|---|---|---|---|---|---|
| | | | 注射前 | 注射后 | |
| 甲兔(肾上腺素) | | mg | | | (升高)% |
| 乙兔(胰岛素) | | U | | | (降低)% |

(夏艳萍　贺　捷)

# 实验五　血糖含量的测定(Folin-吴氏法)

## 【实验目的】

1. 掌握血糖的正常范围、测定原理及意义。
2. 掌握无蛋白血滤液的制备方法。
3. 了解测定血糖的其他几种方法及正常值。

## 【实验原理】

葡萄糖具有还原性，无蛋白血滤液中的葡萄糖在碱性溶液中与硫酸铜共热，使蓝色的二价铜($Cu^{2+}$)还原成氧化亚铜($Cu_2O$)而出现黄绿色的混浊液。氧化亚铜再使磷钼酸还原成蓝色的钼蓝，与已知浓度的葡萄糖标准液生成的钼蓝做比色测定，即可求出血液中葡萄糖的含量。

$$C_6H_{12}O_6 + Cu^{2+} \xrightarrow[\triangle]{\text{碱性}} Cu_2O\downarrow + \text{糖的氧化产物}$$

$$Cu^{+} + \underset{\text{磷钼酸}}{Na_3PO_4 \cdot 12MoO_3} \longrightarrow Cu^{2+} + \underset{\text{钼蓝}}{Mo_2O_3 \cdot MoO_3}$$

由于血液中存在着大量的蛋白质，会影响血糖的测定。因此，在测定血糖之前，首先去除血液中的蛋白质，即制成无蛋白血滤液，然后进行血糖测定。去除血液中的蛋白质常用试剂有钨酸、三氯乙酸等。钨酸是一种生物碱试剂，可以与蛋白质的游离氨基结合生成不溶性的蛋白盐沉淀。通过过滤即可制得澄清透明的无蛋白血滤液。

$$Na_2WO_4 + H_2SO_4 \longrightarrow H_2WO_4 + Na_2SO_4$$

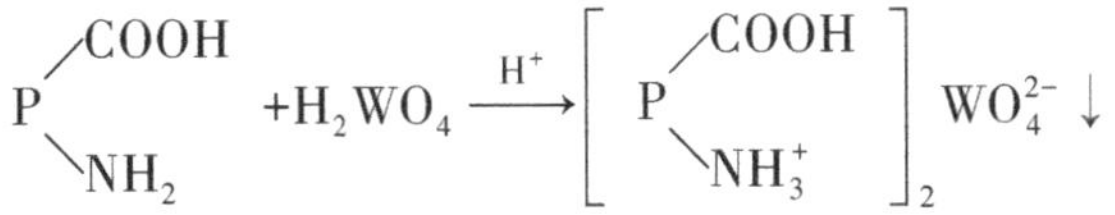

【器材与药品】

1. 器材　试管及试管架，奥氏吸管，刻度吸管，Folin-吴血糖管（也可以 10mm×150mm 试管代替），沸水浴和 S-22 型分光光度计。

2. 试剂

（1）10%钨酸钠（$Na_2WO_4$）溶液：钨酸钠 10g，加蒸馏水溶解成总量 100ml，混匀。

（2）1/3mol/L 硫酸（需经滴定校正）。

（3）碱性铜盐试剂：无水碳酸钠 40g，溶于 400ml 蒸馏水中；酒石酸 7.5g 溶于 200ml 蒸馏水中；结晶硫酸铜［$CuSO_4 \cdot 5H_2O$］4.5g 溶入 200ml 蒸馏水中。以上试剂分别加热助溶，冷却后，先将酒石酸溶液倾入碳酸钠溶液中，混匀，再将硫酸铜溶液慢慢加入上述混合液中。最后加水稀释至 1000ml。

（4）磷钼酸试剂：在烧杯内加入钼酸 70g，钨酸钠 10g，10%氢氧化钠溶液 400ml，蒸馏水 400ml，混合，煮沸至无氨味，冷却，再加浓磷酸 250ml，摇匀，加水至 1000ml。摇匀移入棕色试剂瓶中保存。

（5）葡萄糖标准液

1）储存液（10mg/ml）：准确称取纯葡萄糖 1.0g，置于 100ml 容量瓶中，加 0.25%苯甲酸溶液进行溶解，最后稀释至 100ml 混匀，冰箱保存。

2）应用液（0.1mg/ml）：准确吸取储存液 1.0ml 放入 100ml 容量瓶中，用 0.25%苯甲酸溶液稀释至 100ml，混匀，放冰箱备用，可保存 1 周。

（6）0.25%苯甲酸溶液：称取苯甲酸 2.5g，加入煮沸的蒸馏水 1000ml，使其成为饱和溶液，冷却后取上清液备用。

【方法与步骤】

1. 无蛋白血滤液的制备　取一洁净干燥的锥形瓶，内加 7ml 蒸馏水，用奥氏吸管准确吸取抗凝血 1ml，用滤纸片擦去管尖外面的血液后，慢慢放入锥形瓶中（吸管内壁不应留下血迹）。加入 1/3mol/L 硫酸 1ml，混匀。再逐滴加入 10%钨酸钠 1ml，随加随摇，使蛋白质充分沉淀。此时出现咖啡色沉淀，静置 5 分钟后用滤纸过滤到中试管中，所得到的无色透明滤液，即为血液被稀释 10 倍的无蛋白血滤液。

2. 血糖测定　取 Folin-吴血糖管 4 支，标号，按表 6-5-1 操作：

**表 6-5-1　血糖测定操作步骤表**

| 试剂(ml) | 空白管 | 标准管 | 测定管 1 | 测定管 2 |
|---|---|---|---|---|
| 血滤液 | — | — | 1.0(前) | 1.0(后) |
| 葡萄糖标准应用液(0.1mg/ml) | — | 1.0 | — | — |
| 蒸馏水 | 1.0 | — | — | — |
| 碱性铜盐试剂 | 1.0 | 1.0 | 1.0 | 1.0 |
| 混匀，置沸水浴中煮沸 8 分钟后，取出放入盛有自来水的大烧杯中迅速冷却(勿摇动) | | | | |
| 磷钼酸试剂 | 1.0 | 1.0 | 1.0 | 1.0 |

混匀，放置 10 分钟后，向各管加蒸馏水至 12.5ml。混匀后用 420nm 波长进行比色，以空白管调零点，记录各管吸光度读数，按以下公式计算：

$$血糖(mmol/L)=\frac{测定管吸光度(A_{420nm})}{标准管吸光度(A_{420nm})}\times 0.1\times\frac{100}{0.1}\times 0.055=\frac{A_{测定管}}{A_{标准管}}\times 5.5$$

正常值：4.44～6.66mmol/L(80～120mg/dl)。

**【注意事项】**

1. 取血后应立即制成血滤液，若放置时间较长，因红细胞的酵解作用会使血糖含量降低。

2. 煮沸前液面应达到血糖管狭窄部，若不足应加水补至狭窄部，以减少与空气的接触面。煮沸后勿摇动，防止氧化亚铜与空气接触而被氧化。

3. 加入磷钼酸试剂后显色不稳定，15 分钟内进行比色。

**【思考题】**

1. 血糖浓度为什么能够保持动态平衡？

2. 胰岛素和肾上腺素对血糖有什么调节作用？

(夏艳萍　武贵臻)

# 实验六　血清 γ 球蛋白的分离纯化与鉴定

蛋白质是生命的物质基础。为了研究蛋白质在生命活动中的作用，需要把蛋白质分离纯化。蛋白质是由氨基酸组成的生物大分子，在细胞中有数万种之多，它们的理化性质彼此非常相似，因此，从生物体中分离出一种所需要的蛋白质且必须保持天然蛋白质原有的结构与生物活性是比较复杂的。但近年来有许多新技术应用于大分子物质的分离纯化。

分离蛋白质的方法有盐析、柱层析(离子交换、分子筛及亲合层析等)、超离心、超滤、透析和电泳等。根据目的要求的不同,可分别采用这些方法或几种方法配合使用。

本实验以分离血清γ球蛋白为例,介绍一种蛋白质分离纯化的过程,其中包括盐析、分子筛、浓缩和电泳几个步骤。

**【实验目的】**

1. 掌握蛋白质分离纯化的基本过程。
2. 熟悉盐析、柱层析、浓缩、离心和电泳技术。
3. 熟悉洗脱液 pH 梯度发生器和液体收集器的应用。
4. 了解核酸蛋白检测仪的操作及应用。

**【器材与药品】**

1. 仪器 电泳仪,电泳槽,蛋白核酸检测仪和扫描仪,层析柱 1cm×20cm 及固定架,螺旋夹,台式离心机,醋酸纤维薄膜(2cm×8cm 或 4cm×8cm),载玻片,点样片,铅笔,尺子,刀片,手术镊,手术剪,滤纸,玻璃板,缓冲液,染色液盒,10ml 刻度离心管。

2. 试剂

(1) PBS 液:用 0.01mol/L 磷酸缓冲液(pH7.2)配制成的 0.9% NaCl 溶液。

(2) pH7.2 饱和硫酸铵液:先配饱和硫酸铵(溶解度:767g/L,25℃),再用氨水调至 pH7.2。

(3) 葡聚糖凝胶 G-25。

(4) 电极缓冲液(pH 9):称取硼酸(AR)87.5g,氢氧化钠(AR)24g,用蒸馏水溶解并加至 10 000ml,混均即可。

(5) 巴比妥缓冲液:巴比妥纳 12.76g,巴比妥 1.66g,加蒸馏水至 1000ml (pH 8.6,离子强度 0.06)。

(6) 染色液:氨基黑 10B 0.5g,甲醇 50ml,冰醋酸 10ml,蒸馏水 40ml。

(7) 漂洗液:乙醇 45ml,冰醋酸 5ml,蒸馏水 50ml。

(8) 透明液:冰醋酸 30ml,无水乙醇 70ml。

(9) 新鲜血清。

**(一) 盐析及脱盐**(凝胶层析)

**【实验原理】**

1. 盐析法 在蛋白溶液中加入大量中性盐,以破坏蛋白质的胶体稳定性(中和电荷，破坏水化膜），使蛋白质从水溶液中沉淀析出的方法称为盐析法。常用的中性盐有硫酸铵和硫酸钠等。由于不同蛋白质在某一浓度的盐溶液中溶解度不一，因此，选择不同浓度的盐溶液可将不同的蛋白质一一分离。本实验欲分离 γ-球蛋白，而该蛋白在 1/3 饱和的硫酸铵溶液中发生沉淀。

2. 脱盐-凝胶层析法　凝胶层析又称分子筛层析（molecular sieve chromatography）也称凝胶过滤和排阻层析等。此法是选用孔隙大小一定的凝胶把分子大小不同的混合物分离开的一种方法。

当一含有分子大小不同的混合物通过凝胶时，分子直径小于凝胶孔隙的可以进入胶粒内部，而分子直径大于凝胶孔隙的则不能进入胶粒内部而排阻在凝胶颗粒之外，因此在洗脱过程中小分子物质在前进中通过胶粒时遇到的阻力大，流速慢；相反地，大分子物质不能进入凝胶内部可以比较顺利地通过胶粒间的空隙而流出，所以流速较快，由于大小分子的流速不同，就可以把大小分子一一分开（图6-6-1）。

由于凝胶本身好像筛子一样，可以把分子按大小分开，所以人们常把它称为“分子筛”。

具有分子筛效应的物质很多，其中效果较好的有葡聚糖凝胶（sephadex）、聚丙烯酰胺凝胶（又称生物胶 P、Bio-Gel-P）及琼脂糖凝胶（agarose）等。

葡聚糖凝胶是最常用的一种凝胶，由细菌葡聚糖（右旋糖苷，英文名称为 dextrak，商品名称为 Sephadex）在糖的长链间用交联剂表氯醇交联而成的多孔三维网络结构（图 6-6-1）。

盐析分离的蛋白质溶液中含有大量中性盐，必须首先除去这些盐类，才能进一

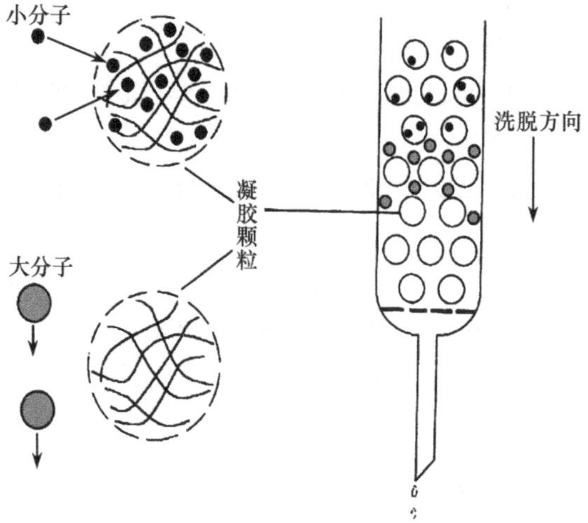


图 6-6-1　凝胶层析的原理

步纯化蛋白质,脱盐的方法有多种,本实验采用凝胶层析法脱盐。

将含有大量中性盐的蛋白质溶液通过葡聚糖 G-25 凝胶(固定相)时,大分子的蛋白质直径大,不能进入凝胶颗粒的网孔,垂直向下移动的速度较快,而无机盐小分子进行无定向地扩散运动,可进入凝胶颗粒的网孔之中,结果小分子随洗脱液(流动相)流出速度较慢,从而可使蛋白质和无机盐分离开来,得到去盐的蛋白质。

**【方法与步骤】**

1. 盐析

(1) 将 2.0ml 血清加入一离心管中,加磷酸缓冲液(PBS)2.0ml 摇匀,再逐滴加入 pH 7.2 饱和硫酸铵 2.0ml,边加边摇匀,静置 30 分钟。离心,3000 转/分钟,10 分钟,弃上清液。

(2) 将沉淀用 1.0ml PBS 液溶解(用玻棒搅匀),再逐滴加入 pH7.2 饱和硫酸铵溶液 0.5ml,边加边摇,静置 20 分钟。离心,3000 转/分钟,10 分钟,弃上清液,沉淀用 0.5ml 蒸馏水(或 PBS 10 滴)溶解,此即为初提的 γ 球蛋白液。

2. 脱盐

(1) 装柱:取直径 1cm,长约 20cm 层析柱一支,垂直固定在于滴定管架上,关闭下出口。将已溶胀的葡聚糖 G-25 凝胶悬液(倾去部分上清液)依靠玻璃棒徐徐导入柱内,使凝胶沉积层达 15cm 左右即可。若出现分层或床面不平时,可用细玻棒重新搅起凝胶再行沉淀或重装。

(2) 联机:打开核酸蛋白检测仪及记录仪电源,调波长 A280。将层析柱下出口与检测仪进样口连接,将螺旋夹夹在出样口的橡皮管上。打开螺旋夹,调整流速(6~8 滴/分钟),流速调好后不要再动,用 PBS 液 8~10ml 平衡。

(3) 加样与洗脱:待洗脱液接近凝胶面时,用滴管吸取 γ 球蛋白液沿柱内壁缓缓加入,待样品液即将完全进入床面时,用刻度滴管补加 PBS 液,并使其凝胶上方始终保持一定的液面高度。

(4) 检测及 γ 球蛋白收集:进样后观察蛋白核酸检测仪,约 5~10 分钟检测仪上的吸光度值开始上升,记录仪同步描绘吸收峰,取一干净的离心管收集该峰值范围的流出液(约 4~8ml),高峰值之内的所有洗脱液收集完后,关闭下出口。

3. 浓缩　将离心管中收集的 γ 球蛋白用干葡聚糖 G-25 凝胶浓缩(0.15g/ml)。静置或离心(3000 转/分钟,5 分钟),将浓缩液(0.5~1.0ml)收集到另一 Eppendorf 管中,做上标记,此液即为粗提的 γ 球蛋白,可用于进一步纯化,也可做电泳鉴定。

## (二) 鉴定(醋酸纤维薄膜电泳)

### 【实验原理】

蛋白质分子是两性电介质,各种蛋白质都有它特有的等电点。在等电点时,蛋白质呈电中性,它的分子带有等量的正、负电荷,在电场中既不向正极也不向负极移动。如果蛋白质置于pH比它的等电点高的溶液中,蛋白质即游离成负离子,在电场中向正极移动。这种带电粒子在电场中向异性电极移动的现象叫做电泳。

电泳速度与下列因素有关:

1. 电场强度(即两极间的电位) 电压越大,泳动越快。

2. 溶液的离子强度(I=0.06) 离子可和化合物相互作用,而降低泳动速度,离子强度越大,泳动越慢。

3. 溶液的粘度 粘度大,阻力大,泳动慢。

4. 颗粒大小 化合物相对分子质量大,则颗粒大,泳动慢;相对分子质量小,颗粒小,泳动快。

5. 颗粒表面所带电荷的数量 带电荷越多,泳动越快。若此颗粒为蛋白质,其带电荷数则与溶液pH有关。

在一定条件下(电场强度、缓冲液的离子强度及pH),各种蛋白质的电泳速度取决于它们本身的带电量,相对分子质量及分子形状。缓冲液(电泳溶液)的pH离蛋白质的等电点越远,则蛋白质带的电荷就越多,电泳的速度就越快。

利用滤纸作支持物的方法称为纸上电泳。用醋酸纤维薄膜做支持物的方法称为醋酸纤维薄膜电泳。醋酸纤维素(主要为二乙酸纤维素)薄膜(简写为CAM),具有良好的均一的泡沫状疏松薄膜,具有一定的吸水性,用做电泳的载体,有需样量小、分离清晰、吸附作用轻微和快速简便等优点,因而应用范围广泛,常用于血红蛋白、血清蛋白质、血清脂蛋白、血清糖蛋白、血清酶和同工酶的分离和免疫电泳等方面。

CAM电泳的方法可将血清蛋白质分离成几个不同的部分,按其泳动速度的快慢分别为清蛋白、$\alpha_1$球蛋白、$\alpha_2$球蛋白、β球蛋白、γ球蛋白(图6-6-2)。

血清蛋白质经分离纯化后,清蛋白、$\alpha_1$球蛋白、$\alpha_2$球蛋白、β球蛋白均被去除,而γ-球蛋白得到纯化,经电泳鉴定后,我们看到了图6-6-2的一条γ球蛋白带。

在某些疾病时,血清蛋白质的分布常有改变,如肝硬变患者清蛋白显著降低γ球蛋白可升高2~3倍。肾病综合征、慢性肾炎患者清蛋白下降,$\alpha_2$球蛋白升高,β球蛋白也升高。还有某些疾病可出现异常球蛋白,因此,必要时测定血清蛋白的含量对某些疾病的诊断有所帮助。

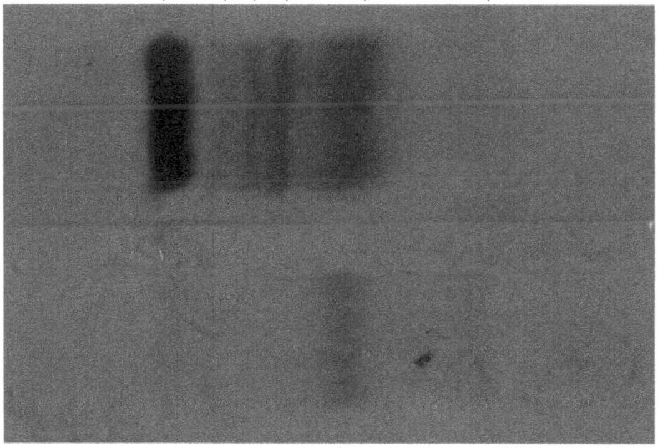


图 6-6-2　电泳结果图

【方法与步骤】

1. 准备血清及纯化的 γ 球蛋白液　取新鲜正常的人血清或血浆,也可用动物血清,但不得溶血。γ 球蛋白液是经前两步纯化的样品。

2. 准备电泳仪　电泳槽中放入缓冲液(约 1000ml),两槽液面要等高。将薄膜支架架在两电泳槽之间,用水平仪校正使支架水平。将电极连于电泳仪上。

3. 准备醋酸纤维薄膜　用镊子取 2cm×8cm 的 CAM 薄膜两张或取 4cm×8cm 的 CAM 薄膜一张,在无光泽面上,用铅笔尺子在距离一端 1.5~2.0cm 处轻轻划一条直线,即为点样原点;另一端用剪刀剪一标记。将 CAM 薄膜放入巴比妥缓冲液中浸泡,待完全浸透后取出,夹在滤纸之间吸去多余的缓冲液。

4. 点样　取一片载玻片,一端滴一滴血清,一端滴一滴 γ 球蛋白液,分别取两片点样片在 CAM 薄膜的画线处进行点样,血清点一次,而 γ 球蛋白液则根据浓缩情况多点几次,待样品渗入膜内后,将薄膜贴在电泳槽支架上,注意将点样端靠近阴极,使薄膜平整,绷紧,两端用纱布严密覆盖,但勿使纱布盖在所点的样品上。

5. 电泳　打开电泳仪电源,调电压 150V,通电 30 分钟,关闭电源。

6. 染色　将 CAM 薄膜自电泳槽中取出,直接浸入到氨基黑染色液中 3~5 分钟,取出,用漂洗液漂洗三次,脱色至背景呈洁白为止。

7. 定量　将漂洗的 CAM 薄膜吸干,剪下蛋白各色带及一小段着色的空白区,分别浸于 4ml 0.4mol/L 氢氧化钠溶液中,振摇数次,使色泽浸出,于 580~620nm 波长处比色,测各部分的吸光度值。

计算按下列方法：

吸光度总和 $T=A+\alpha_1+\alpha_2+\beta+\gamma$

各部分蛋白质的百分数为：

A(清蛋白)(%)= $A/T\times\%$

$\alpha_1$球蛋白(%)= $\alpha_1/T\times\%$

$\alpha_2$球蛋白(%)= $\alpha_2/T\times\%$

$\beta$ 球蛋白(%)= $\beta/T\times\%$

$\gamma$ 球蛋白(%)= $\gamma/T\times\%$

8. 透明 将漂洗后的CAM薄膜平贴于玻璃板上，赶出气泡，用滴管沿薄膜之一端滴加透明液。待完全干燥后，即成透明的膜。从玻璃板上取下，平贴于实验报告上，也可长期保存。

【思考题】

分离蛋白质的方法有几种？有何意义？

（夏艳萍　贺　捷）

# 实验七　血清尿素氮测定(二乙酰-肟法)

血液中非蛋白氮(nonprotein nitrogen，NPN)是指血液中除蛋白质以外的含氮化合物，包括尿素、尿酸、肌酸、肌酐、氨基酸、多肽、氨、胆红素等物质中所含有的氮，其中尿素氮占其中总量的一半左右。

尿素的测定方法有多种，如二乙酰-肟法，脲酶法，脲酶纸片法等。本次实验采用二乙酰-肟法。

【实验目的】

1. 掌握血液中尿素氮测定原理及操作方法。
2. 了解测定血液中尿素氮的临床意义。

【实验原理】

血清中尿素在氨基硫脲存在下，与二乙酰-肟在酸性溶液中混合加热。经 $Fe^{3+}$ 的催化缩合生成3-羟-5，6-二甲基和1，2，4，-三嗪红色化合物。其颜色深浅与尿素含量呈正比。

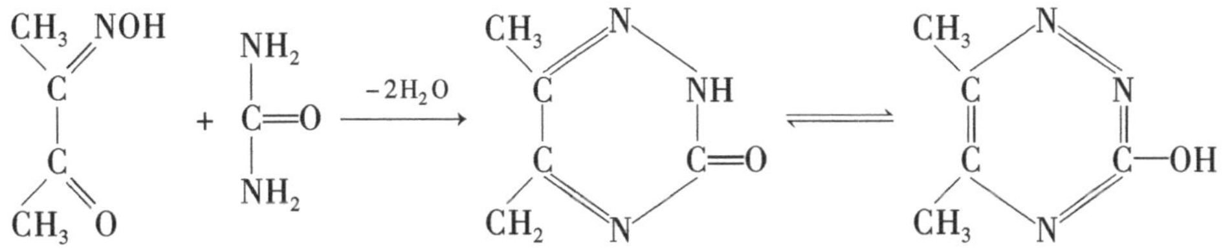

二乙酰-肟　　尿素　　红色化合物

【实验对象】

新鲜血清，血浆。

【器材与药品】

1. 器材　S22PC 分光光度计，1000ml 容量瓶，沸水浴，0.1ml，10ml 刻度吸管，试管（15mm×150mm）。

2. 试剂

（1）尿素氮标准液（20mg/dl）：准确称取尿素 428.6mg，置于 1000ml 容量瓶中，加蒸馏水至刻度，混匀，放冰箱保存。

（2）尿素显色液：A 液：取蒸馏水 800ml 置一大烧杯中，缓缓加入浓硫酸（A.R.）50ml，磷酸（A.R.）50ml，再加 10% 三氯化铁溶液 0.05ml，混匀，移入 1000ml 容量瓶中，加蒸馏水至刻度，混匀。B 液：称取氮基硫脲 0.4g，二乙酰-肟 2.0g，加蒸馏水溶解，再稀释至 1000ml，至棕色瓶内。将 A 液与 B 液等量混合后，置冰箱保存。

【方法与步骤】

取试管 3 支，编号，按表 6-7-1 操作：

**表 6-7-1　血清尿素氮操作步骤表**

| 试　剂 | 空白管（ml） | 标准管（ml） | 测定管（ml） |
|---|---|---|---|
| 尿素氮标准溶液 | — | 0.1 | — |
| 血清 | — | — | 0.1 |
| 蒸馏水 | 0.1 | — | — |
| 尿素显色溶液 | 6.0 | 6.0 | 6.0 |

混匀后，置沸水浴中 10 分钟，取出用流水冷却。以 520nm 波长或绿色滤片比色，用空白管调零，读取测定管及标准管的吸光度值，按下列公式计算：

$$血清尿素氮(mmol/L)=\frac{测定管吸光度(A520nm)}{标准管吸光度(A520nm)}\times 0.2\times 0.1\times\frac{100}{0.1}\times 0.357$$

正常值：3.2~7.01mmol/L(9~20mg/dl)。

【注意事项】

1. 显色反应中产生的有色化合物对光不稳定。氨基硫脲能增加其显色稳定性,提高反应的灵敏度。但显色后应尽量避光放置。

2. 本法样品用量微少,加样时必须准确,否则将导致人为的误差。

3. 溶血、黄疸、高脂血症对本法无显著影响。新鲜血清、血浆均可用作测定样品。

【临床意义】

尿素是体内蛋白质分解的终产物之一,主要通过肾脏经尿排除体外。当肾功能障碍时,尿素排除受阻,血中尿素浓度增高。另外,消化道出血、严重呕吐、腹泻等导致有效血容量减少的疾患,血清尿素浓度也会升高。临床上尿素氮测定,常作为肾功能状况的辅助诊疗指标之一。

（夏艳萍　武贵臻）

# 实验八　血清肌酐测定(碱性苦味酸盐法)

【实验目的】

1. 通过实验,熟悉肌酐测定原理,了解血清肌酐正常值及测定的临床意义。

2. 复习血滤液的制备。

【实验原理】

在碱性环境中,苦味酸转变成碱性苦味酸,酮式肌酐转变成烯醇式肌酐。碱性苦味酸与烯醇式肌酐作用生成苦味酸肌酐。苦味酸肌酐呈现橙红色,根据颜色深浅与同样处理的标准肌酐比较,可求出血清中肌酐的含量

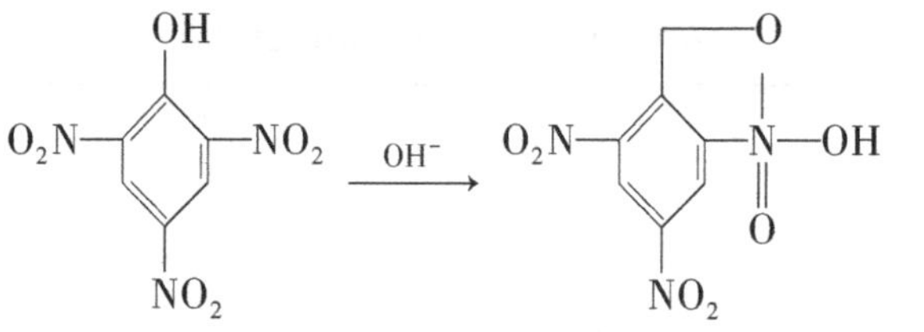

苦味酸　　　　碱性苦味酸

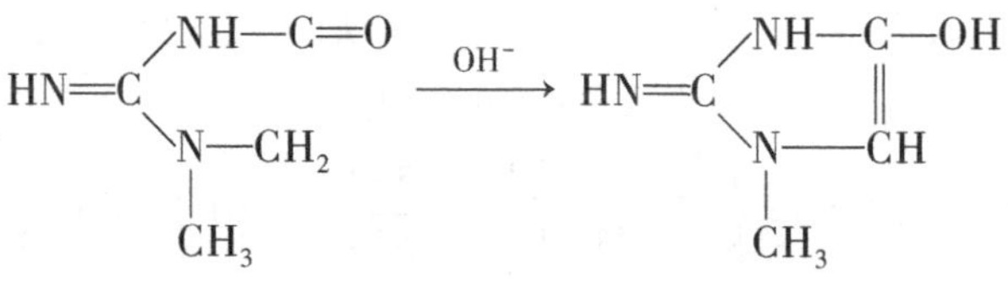

肌酐(酮式)　　　　肌酐(烯醇式)

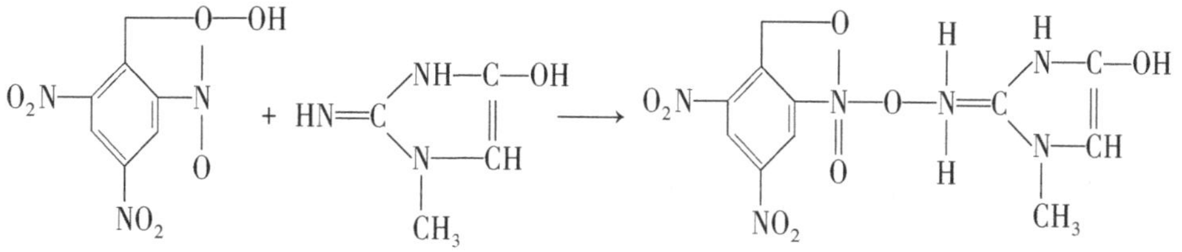


碱性苦味酸　　肌酐(烯醇式)　　苦味酸肌酐(橙红色)

【实验对象】

新鲜血清、血浆。

【器材与药品】

1. 器材　离心管,试管,刻度吸量管,离心机,S22PC 分光光度计。

2. 试剂

(1) 10%钨酸钠($Na_2WO_4 \cdot 2H_2O$)溶液:称取钨酸钠 50g,500ml 容量瓶中,加蒸馏水 400ml。溶解后加水至刻度,混匀。配置后应为中性或弱碱性,如偏酸或过碱,用 0.1mol/L 硫酸纠正,否则会影响蛋白质沉淀。此液可保存半年。

(2) 1/3mol/L 硫酸:取蒸馏水 1 份加 1mol/L 硫酸 2 份混匀即可。

(3) 饱和苦味酸溶液:取苦味酸 15g,置于大烧杯中,加蒸馏水 1000ml 温热助溶,冷却后滴定。方法:取上清液 10ml,加 1%酚酞指示剂 1 滴,以 0.1mol/L 氢氧化钠溶液滴定至溶液呈橘红色为止。若滴定用量为 5.2~5.4ml,表示已达饱和。如不达饱和状态,可再加少许苦味酸,加热助溶,冷却后取上清液再行滴定,直到合乎要求为止。试剂盛于棕色瓶内,暗处保存。

(4) 10%氢氧化钠溶液。

(5) 碱性苦味酸溶液:取饱和苦味酸溶液 5 份,加 10%氢氧化钠溶液 1 份,混匀即可。临用前配制。

(6) 肌酐标准储存液(1ml≈1mg):精确称取纯肌酐 500mg 或肌酐氯化锌 805mg,置 500ml 容量瓶内,用 1mol/L 盐酸溶解并加至刻度,加甲苯数滴防腐,存于冰箱备用。

(7) 肌酐标准应用液(1ml≈0.006mg):精确吸取肌酐标准储存液 3ml,置于 500ml 容量瓶中,加 0.1mol/L 盐酸溶液 150ml,再加水稀释至刻度。加甲苯数滴防腐。

【方法与步骤】

1. 制取无蛋白血滤液

(1) 取 10ml 离心管 1 支,精确吸取血清 0.5ml 加入离心管内。

(2) 加蒸馏水 4ml 混合。

(3) 加 10% 钨酸钠溶液 0. 25ml 混匀。

(4) 加 1/3mol/L 硫酸溶液 0. 25ml,随加随摇充分混匀。

(5) 放置 5 分钟后离心(3000 转/分钟×10),所得上清液即为无蛋白血滤液。此为稀释 10 倍之滤液。

2. 样品测定　取 1. 2cm×10cm 试管 3 支,按表 6-8-1 操作:

表 6-8-1

| 试　剂 | 空白管(ml) | 标准管(ml) | 测定管(ml) |
|---|---|---|---|
| 无蛋白血滤液 | — | — | 3. 0 |
| 肌酐标准应用液(1ml≈0. 006mg) | — | 1. 0 | — |
| 蒸馏水 | 3. 0 | 2. 0 | — |
| 碱性苦味酸溶液 | 1. 5 | 1. 5 | 1. 5 |

混匀,放置 10 分钟,在波长 520nm 下进行比色。以空白管校正零点,读取个管吸光度。

3. 计算

$$肌酐(\mu mol/L)=\frac{测定管吸光度(A520nm)}{标准管吸光度(A520nm)}\times 0.006\times\frac{100}{0.3}\times 88.04$$

$$=\frac{测定管吸光度}{标准管吸光度}\times 176.08$$

正常值:39. 8~133μmol/L(0. 5~1. 4mg/dl)。

**【注意事项】**

1. 无蛋白血滤液必须清晰透明,否则不能做检测用。

2. 显色后应在 10~15 分钟内比色,否则影响测定结果。

3. 如测定液颜色过深,可取碱性苦味酸 1 份、水 2 份混合,将未知液等量稀释再进行比色结果乘以 2。

4. 苦味酸(即三硝基酚)系爆炸性物质,可在苦味酸瓶内加入少许蒸馏水,以防意外事故。

5. 碱性苦味酸应在实验前新鲜配制,如有结晶析出不能再用。

**【临床意义】**

肌酐是组织(主要是肌肉)内磷酸肌酸的代谢终产物,主要由肾脏排泄。故当肾脏损害或肌肉发生病变时,皆可影响血中肌酐含量。

肌酐增加:常见于急、慢性肾炎。肌酐减少:常见于肌肉萎。

(夏艳萍　武贵臻)